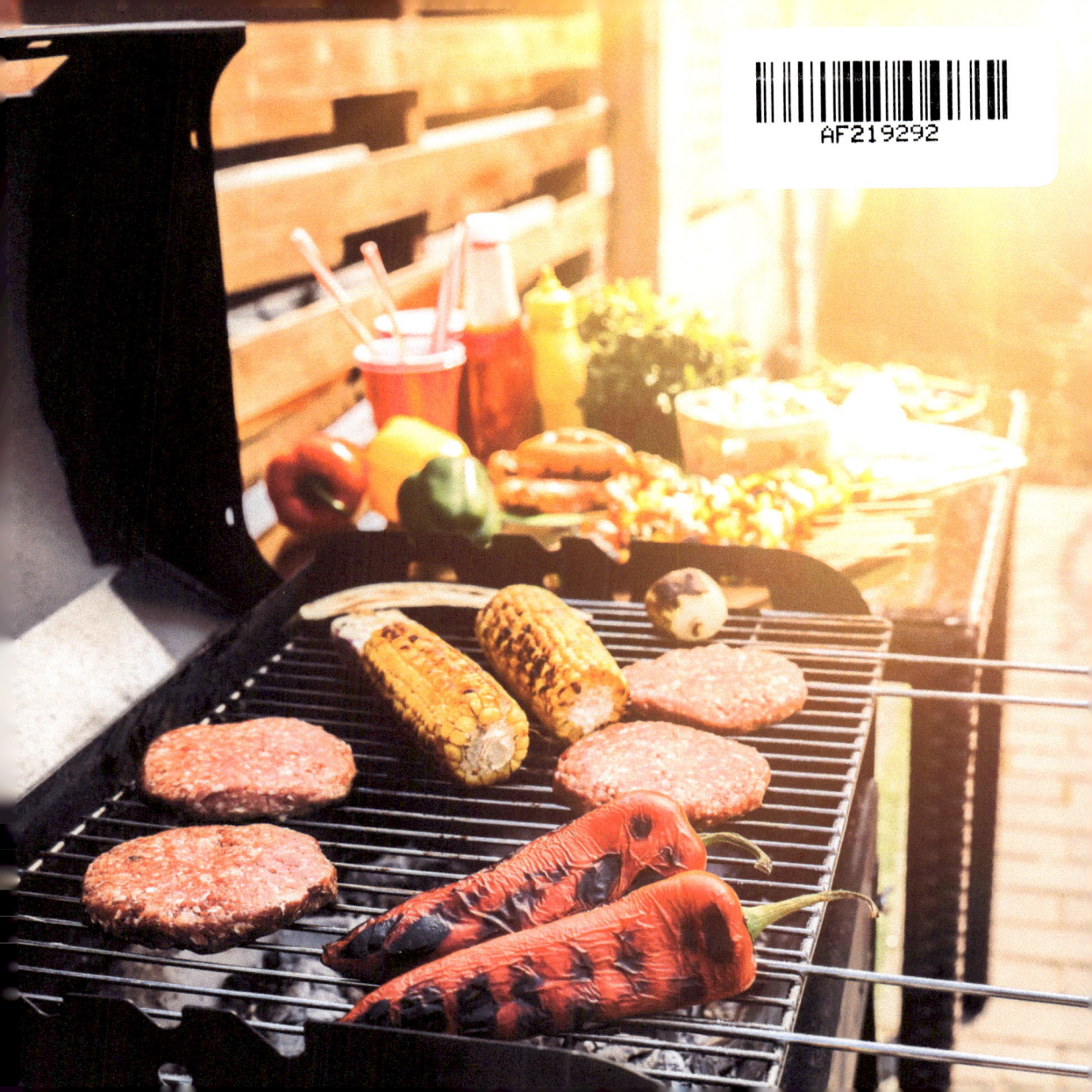

GRILL KOCHBUCH

100 leckere Rezepte
für den perfekten Grillabend mit Freunden!
Das Gillbuch für Anfänger und Fortgeschrittene.

Autor: Thomas Einig

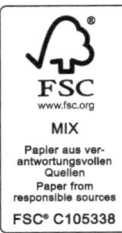

IMPRESSUM

Bibliografische Information der Deutschen Nationalbibliothek: Die Deutsche Nationalbibliothek verzeichnet diese Publikation in der Deutschen Nationalbibliografie, detaillierte bibliografische Daten sind im Internet über dnb.dnb.deabrufbar.

© 2021 Emilio Wenig, Kontakt: Piok & Dobslaw GbR
Herstellung und Verlag: BoD- Books on Demand, Norderstedt

Covergestaltung: Fiverr.com
Coverfoto: Depositphotos.com
Fotos/Grafiken im Buch: Lizenzen gekauft bei Depositphotos.com
Layout und Satz: Petra Ecker (buchgestaltung.eu)

ISBN: 9783754304365

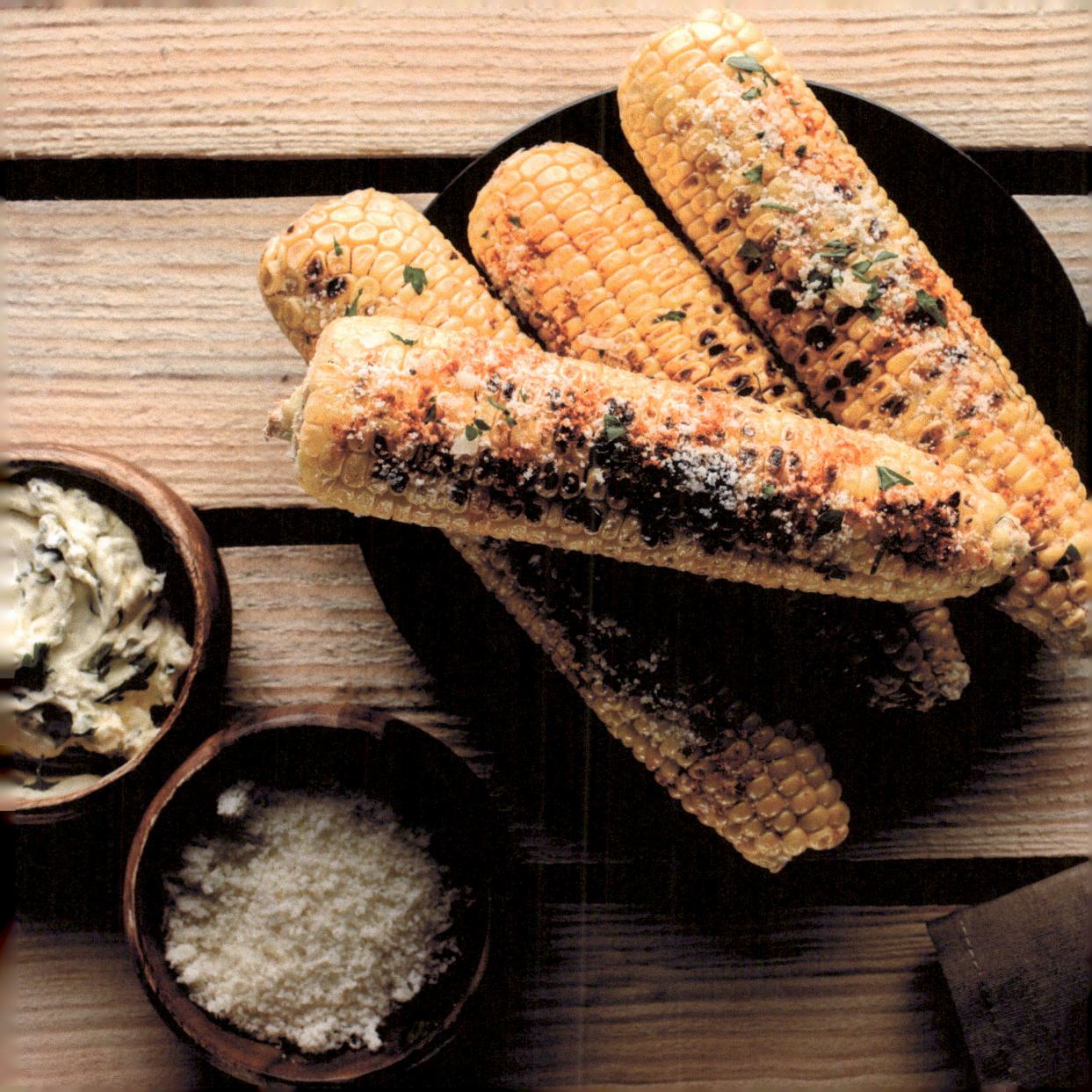

INHALT

GRILLREZEPTE VEGETARISCH ... 71

MARINADEN ... 89

VORWORT

Herzlich Willkommen zu diesem ganz besonderen Grill-Kochbuch. In diesem Buch werden Sie eine Vielzahl schmackhafter Grill-Rezepte finden. Zumal wir Ihnen vorweg auch noch gleich die besten Tipps wie Strategien liefern, damit Ihr nächstes Grill-Event auch wirklich etwas Besonderes wird.

Somit handelt es sich hier nicht nur allein um ein reines Grill-Rezepte-Kochbuch, sondern ebenso um einen hilfreichen Ratgeber. Schließlich ist es nicht nur wichtig, auf gutes Fleisch zu setzen, sondern auch, einen guten Grill zu haben. Demnach beantworten wir hier alle Ihre Fragen, die mit einem solchen in Zusammenhang stehen.

Zuletzt ist es mir ebenfalls ein Anliegen, Ihnen zu sagen, dass die Rezepte in diesem Ratgeber-Kochbuch nicht als strikte Richtlinien zu verstehen sind. Bleiben Sie weiterhin kreativ und probieren Sie ruhig mal etwas Neues aus. Versuchen Sie sich weiterhin an verschiedenen Kreationen, verfeinern Sie Ihr Grillgut nach Belieben und entwickeln Sie auf diese Weise Ihre ganz persönlichen Lieblingsrezepte.

Guten Appetit!

GASGRILL ODER DOCH LIEBER HOLZKOHLEGRILL?

Gerade im Sommer gehört das Grillen doch für viele zu den Lieblingsbeschäftigungen in der Freizeit. Was gibt es Schöneres, als an lauen Sommerabenden mit Freunden, Bekannten und Verwandten zusammenzusitzen und ein saftiges Stück Fleisch vom Grill sowie ein kühles Blondes zu genießen? Doch um solch ein nahezu perfektes Grillerlebnis sein Eigen nennen zu können, bedarf es nicht nur hoch qualitativen Fleisches, sondern ebenso eines guten Grills.

Gerade bei der Frage, welche Betriebsart hier allerdings die bessere ist, scheiden sich nicht selten die Geister. Zahlreiche Grillprofis schwören nur zu gern auf den klassischen Holzkohlegrill und geraten oft nahezu ins Schwärmen, wenn es um den rauchigen Geschmack geht. Wiederum gibt es aber auch genügend Grillfreunde, die den Gasgrill in den höchsten Tönen loben, denn einfacher und schneller lässt sich ein Grill kaum mehr bedienen. Geschmacklich gesehen, scheint es hier kaum nennenswerte Unterschiede zu geben, denn Studien, die sich mit der Blindverkostung befasst haben, ergaben, dass es hier geschmacklich keine Unterschiede gibt.

Folgende Vor- bzw. Nachteile bringen Holzkohle- und Gasgrill mit:

DER GASGRILL

Keine Frage, ein Gasgrill ist sehr einfach zu bedienen. Außerdem bringt diese Betriebsart eine äußerst kurze Aufheizzeit mit. Im Nu hat dieser Grill seine Temperatur erreicht und das erste Stück Fleisch kann darauf gelegt werden. Hinzu kommt, dass sich ein Gasgrill besonders für blutige Grillanfänger hervorragend eignet. Ein kleiner Minuspunkt ist vielleicht, dass ein solcher Grill in der Anschaffung etwas kostspieliger ist. Andererseits sind hier aber auch die Unterhaltungskosten geringer, denn Propan- oder Erdgas sind nicht so teuer.

Ein Gasgrill ist in der Regel aber etwas größer und sperriger als der klassische Holzkohlegrill. Das gute Stück einfach mal schnell unter den Arm klemmen, um im nahegelegenen Park eine Grillsession abzuhalten, funktioniert da nicht ganz so gut. Mit viel Zubehör, wie einem Rotissierspieß bzw. einem Seiten- oder Infrarotbrenner, lässt sich hier allerdings allerlei an verschiedenen Köstlichkeiten grillen, die weit über ein einfaches Steak hinausgehen. Zudem ist das Fettbrandrisiko dabei recht klein, so dass Grillen auf einem Gasgrill, als gesünder bezeichnet wird. Hinzu kommt, dass es kaum eine Rauchentwicklung gibt. Demzufolge werden sich auch keine Nachbarn über den beißenden Qualm beschweren, was gerade in Mehrfamilienhäusern vorteilhaft sein kann.

DER HOLZKOHLEGRILL

Nach wie vor erfreut sich aber ebenso der Holzkohlegrill großer Beliebtheit. So gibt es diese Geräte inzwischen in sämt-lichen Größen und das nicht selten für kleines Geld. Die kompakten Modelle lassen sich da auch schnell mal in den Fahrradkorb legen, um am Badesee für einen leckeren Snack zu sorgen. Dauerhaft gesehen, ist der Betrieb mittels Briketts oder auch Holzkohle kostspieliger als das Gas bei einem Gasgrill.

Jedoch punktet der Klassiker wiederum durch seine simple Technik, die kaum Anfälligkeiten aufzeigt. Andersherum bedarf es beim Grillen auf einem Holzkohlegrill aber ein wenig Fingerspitzengefühl, denn hier gestaltet sich die Regelung der Temperatur doch ein wenig schwieriger. Zumal das Zubehör bei kleineren Modellen dieser Art doch recht eingeschränkt ist. Für zahlreiche Grillfreunde ist es aber nach wie vor der aromatische Rauchgeschmack, der beim Grillen einfach nicht fehlen darf.

Dieser sorgt allerdings im gleichen Zuge automatisch für eine enorme Rauchentwicklung und führt nicht selten zu einem Funkenflug, was nicht immer ganz ungefährlich ist. Nach dem Grillen ist die Reinigung eines Holzkohlegrills außerdem oftmals sehr zeitintensiv. Trotz alledem ist der Holzkohlegrill aber immer noch für viele, die beliebteste Art Fleisch, Gemüse und Co. zu grillen.

RICHTIG GRILLEN

Bevor Sie einen neuen Grill erwerben, sollten Sie ein Budget festlegen. Schließlich gibt es diesen schon für wenig Geld, aber ebenso für Hunderte von Euros. Ein Luxusmodell kann da schnell mal für mehr als 10.000 Euro zu haben sein. Für den kleinen Kontostand gibt es allerdings inzwischen schon überaus gute Holzkohlegrills, je nach Anspruch und Größe.

Ein Gasgrill hingegen ist da ein wenig kostenintensiver, denn so manches No-Name-Produkt trumpft zwar mit geringeren Preisen auf, allerdings lässt hier nicht selten auch die Qualität zu wünschen übrig. Wer also langfristig in sein Grillvergnügen investieren möchte, sollte gewillt sein, ein paar hundert Euro mehr zu bezahlen. Zumal Sie hier davon ausgehen können, dass der Gasgrill geprüft ist und entsprechende Sicherheitsstandards erfüllt.

Aber nicht allein der Geldbeutel und die Qualität des Grills sollten beim Kauf eine Rolle spielen, denn der beste und kostspieligste Grill bewirkt nicht viel, wenn schlechtes Grillgut zum Einsatz kommt. Dann wird es einfach nichts mit dem kulinarischen Gaumenschmaus. Gutes Fleisch ist hier ebenso bedeutend wie die anderen qualitativ hochwertigen Zutaten.

Zumal die richtige Handhabung schon bei der Wahl des bestmöglichen Standorts für den Grill anfängt. Dieser muss gerade und stabil stehen und sollte auf keinen Fall allzu nah an leicht entflammbaren Materialien platziert werden. Natürlich sollten sich vorbeigehende Freunde, Verwandte und Bekannte auch nicht an diesem verbrennen können. Genügend Abstand ist demnach wichtig, denn beim Grill sollte die Sicherheit immer an erster Stelle stehen. Wer seinen Grill zudem zu nahe an einer Hauswand parkt, kann davon ausgehen, dass es zu unschönen Verfärbungen kommt.

Beim Gasgrill wird häufig vom direkten sowie vom indirekten Grillen gesprochen. Beide Varianten sollten Sie kennen, denn so manches Grill-Rezept beinhaltet eine dieser beiden Methoden. Aber, was bedeutet nun direktes Grillen? Ganz einfach, bei dieser Grillmethode liegt das Grillgut direkt auf der Quelle der Wärme. Das Fleisch liegt demnach extrem nahe am Feuer und wird so sehr schnell gar. Besonders gut eignet sich diese Art des Grillens, zum Beispiel zum scharfen Angrillen oder aber bei kleineren Stücken Fleisch. Um diese Grillmethode bei einem Gasgrill anzuwenden, müssen Sie also gleich sämtliche Brenner aufdrehen. Außerdem muss der Grill etwa fünf bis zehn Minuten vorab angestellt werden, um seine Temperatur zu erreichen. Anschließend kommt das Grillgut nur noch direkt auf den Rost und der Deckel wird geschlossen.

Die indirekte Grillmethode hingegen lässt sich mit dem Garen in einem herkömmlichen Backofen vergleichen. So zirkuliert in diesem Fall die warme Luft um das Grillgut herum und gart es auf diese Weise. Größeres Fleisch bleibt so im Inneren weiterhin schön saftig und dennoch wird das Ganze gleichmäßig gegart. Genau wie bei der direkten Variante gilt es auch hier, den Grill vorab anzuheizen. Das heißt, zuerst müssen sämtliche Brenner entfacht werden. Anschließend den Brenner, der sich in der Mitte befindet, wieder abschalten, denn genau hier gilt es, das Grillgut zu platzieren. Auf mittlerer Hitze gart das Ganze dann mit geschlossenem Deckel.

An dieser Stelle betone ich noch einmal, dass das direkte, wie auch indirekte Grillen allerdings nur für den Gasgrill gilt, denn bei einem Holzkohlegrill ist eine solche Temperaturregelung natürlich nicht möglich.

DAS RICHTIGE GRILLZUBEHÖR DARF NATÜRLICH NIEMALS FEHLEN

Geht es um das Zubehör beim Grillen, gibt es doch einiges, was sich lohnt zu kaufen. Vor allem für den Gasgrill finden sich da einige Dinge, die doch recht nützlich sind. Folgendes an Zubehör können Sie wirklich beim Grillen gebrauchen:

Das Grillbesteck
Ganz egal, ob Sie einen Kohle- oder einen Gasgrill Ihr Eigen nennen, Grillbesteck sollte niemals fehlen. Neben einer Grillzange sowie einem Pinsel kann hier eine Fischeinlage oder eine Fischzange nützlich sein. Die Grillschürze sollte ebenfalls nicht vergessen werden.

Die Grillspieße
Auch die Grillspieße erweisen sich stets als nützlich. Zumal es diese in ganz unterschiedlichen Ausführungen zu kaufen gibt. Meist sind sie als Drehspieße gedacht, können aber im gleichen Zuge hervorragend als Schaschlikspieße zum Einsatz kommen. Wobei Meeresfrüchte ebenso gut auf Drehspießen gegrillt werden können.

Das Grillthermometer
Wer einen Gasgrill sein Eigen nennt, benötigt ein Grillthermometer eher selten, denn in den meisten Fällen ist dieses im Grill schon eingebaut. Holzkohle-Liebhaber hingegen sollte sich ein solches auf jeden Fall anschaffen, denn manchmal reicht Fingerspitzengefühl einfach nicht aus. Es gibt solche Thermometer im Übrigen sowohl analog als auch digital.

Der Pizzastein
Der Pizzastein besteht in der Regel entweder aus Stein oder aus Keramik. Es gibt ihn in eckiger sowie in runder Form. Wer allzu gern mal eine echte Steinofen-Pizza genießt, sollte sich dieses Zubehör für den Grill unbedingt anschaffen, hier wird die selbstgemachte Pizza dann besonders knusprig. Zumal ein Pizzastein schnell gesäubert werden kann und natürlich die nötige Hitzebeständigkeit mitbringt.

Die Grillplatte
Die Grillplatte eignet sich ebenfalls für beide Betriebsarten. Sie können diese Platte zum einen nutzen, um Gemüse perfekt zu grillen und zum anderen, um Grillprodukte punktgenau zu platzieren.

Die Gusspfanne
Die Gusspfanne kann jederzeit direkt auf der Grillfläche verwendet werden. So können Sie mit Hilfe dieses Zubehörs auf dem Grill Pfannengerichte zubereiten oder aber Grillgemüse perfekt garen.

Die Grillbürste und Pflegeprodukte
Sowohl die Grillbürste als auch diverse Pflegeprodukte sollten Sie natürlich ebenfalls nicht vergessen, denn nur wer seinen Grill reinigt und pflegt, wird lange Freude an ihm haben. So wird die Grillbürste für die Säuberung des Rostes benötigt, während die anderen Produkte helfen, den Rest gründlich vom Schmutz zu befreien.

DEN GRILL UND DAS GRILLFLEISCH RICHTIG VORBEREITEN

Bevor Sie das Grillgut auf den Rost legen, muss der Grill die richtige Temperatur haben. Im Idealfall gilt es, dem Gasgrill also mindestens zehn Minuten Zeit zum Vorheizen zu geben. Auch der Holzgrill benötigt ein wenig, um vorzuglühen. Zumal es ratsam ist, bei einem Holzkohlegrill einen geeigneten Grillanzünder zu nutzen, damit das Ganze etwas schneller vonstattengeht. Wer außerdem lieber auf Briketts setzt, muss damit rechnen, dass das Vorglühen länger dauert. Falls es möglich ist, gilt es, verschiedene Bereiche für direktes wie indirektes Grillen vorzubereiten, denn auf diese Weise können Sie das Fleisch erst scharf anbraten und anschließend in der indirekten Zone in Ruhe durchgaren lassen.

Zumal es in diesem Fall nützlich ist, wenn es sich um einen Grill mit Deckel handelt.

Bevor das Fleisch jetzt endlich auf dem Grill landet, nicht vergessen, den Rost mit etwas Öl einzupinseln, denn ansonsten bleibt das Grillgut daran haften. Es ist ratsam, Rapsöl zu verwenden, denn dieses verfügt über keinen Eigengeschmack und ist hitzebeständig.

Wer sein Fleisch richtig grillen möchte, sollte dieses nicht direkt aus der Kühlung auf den Grill legen, denn in diesem Fall ist der Temperaturunterschied einfach zu groß. So würde das gute Stück von außen allzu schnell verbrennen, während es innen noch roh ist. Möchten Sie außerdem ein schönes Stück Steak grillen, sollten Sie dieses im Vorfeld in dicke Scheiben zerteilen. Am besten bringen die Scheiben eine Dicke zwischen zwei bis drei Zentimeter mit, denn auf diese Weise wird das Steak schön saftig und nicht zäh wie eine Schuhsohle.

Viele Grill-Liebhaber legen ihr Fleisch allzu gern in eine Marinade ein, aber das ist ja bekanntlich stets eine Sache des Geschmacks. Fest steht, richtig gutes Fleisch verliert durch eine Marinade den Eigengeschmack. Dennoch ist es völlig okay, wenn Sie lieber Fleisch mit Marinade grillen. In diesem Fall sollten sie die Marinade allerdings vorab ein wenig abtupfen, damit sie nicht in die Glut tropft und dort verbrennt, denn dadurch können sich krebserregende Substanzen bilden.

Ansonsten ist es auch völlig ausreichend, das Grillgut nach dem Garen mit Pfeffer und frischen Kräutern zu verfeinern. Auch Meersalz sollte hier nicht fehlen. Ohnehin ist es besser, Grillgewürze erst nach dem Grillen auf das Fleisch zu geben, denn sie verbrennen allzu schnell und verfälschen dann das gute Aroma.

So mancher fragt sich jetzt wahrscheinlich, woher er überhaupt wissen soll, dass das Fleisch optimal gegrillt ist bzw. wann der Grill die Temperatur erreicht hat, dass man dieses endlich auf den Rost legen kann? Die bedeutendsten Werte beim Grillen sind: die Kerntemperatur sowie die Garzeit. Die Garzeit variiert allerdings je nach Dicke des Grillguts und ist somit lediglich als Richtwert zu verstehen, während die Kerntemperatur eine genaue Auskunft darüber liefert, ob das Stück Fleisch bereits den gewünschten Gar-Grad erzielt hat oder nicht. Ein Gar- oder Grillthermometer kann hier sehr hilfreich sein.

Des Weiteren ist es wichtig, vor allem bei einem Holzkohlegrill stets darauf zu achten, dass der Abstand zwischen Grillrost und Holzkohle ausreichend ist. Optimal sind hier zehn Zentimeter, denn auf diese Weise ist die Temperatur nicht zu hoch, so dass das Fleisch nicht gleich verbrennt. Gerade ein Steak benötigt im Übrigen genügend Zeit und Ruhe auf dem Grill. Ständiges Wenden, wie Hin- und Herdrehen, ist hier die falsche Grillweise.

Zumal ein Steak auch nicht sofort nach der Zubereitung auf dem Teller und anschließend im Magen landen sollte. Gönnen Sie diesem Grillgut ein paar Minuten Ruhe vor dem Servieren, denn auf diese Weise können sich die Säfte im Inneren bestmöglich verteilen.

Keineswegs sollte gares Grillgut außerdem auf dem Rost warmgehalten werden, denn hier trocknet das Ganze nur aus. Besser ist es, dieses in Alufolie zu wickeln und beiseite zu legen. Ebenso gibt es verschließbare Behältnisse, die Speisen in ihrem Inneren einige Zeit warm halten.

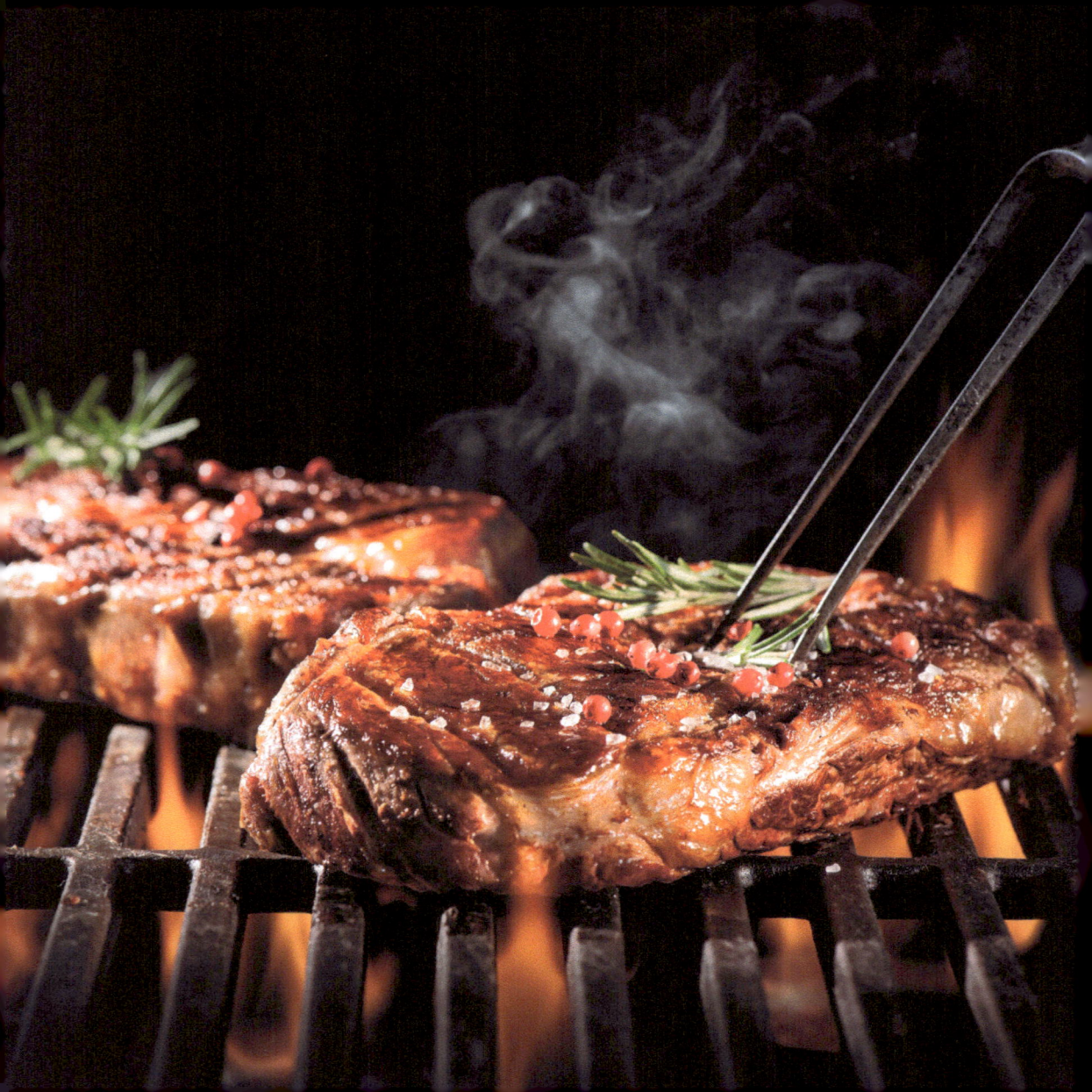

GRILLREZEPTE MIT FLEISCH

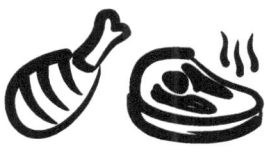

BOMBAI-SPIEß

Nährwerte pro Portion: 400 kcal, 13 g Kohlenhydrate, 26 g Fett, 27 g Eiweiß

Zubereitungszeit: ca. 15 Minuten, Schwierigkeitsgrad: simpel, Ruhezeit: 1 Stunde

Zutaten für 1 Portion:

120 g Schweinenacken	1 TL Limettensaft
½ Zwiebel, rot	1 EL Pflanzenöl
¼ feste Banane	1 Messerspitze Kreuzkümmel
¼ Paprika, grün	Zitronenpfeffer
1 EL Chakalaka (Gewürz)	Salz

ZUBEREITUNG:

Das Schweinefleisch in drei Zentimeter große Stücke teilen. Dann die Paprika, ohne Kerne und Stiel, die Banane und die rote Zwiebel ebenfalls in Stücke schneiden. Im Anschluss alle Zutaten abwechselnd auf einen Spieß stecken. Jetzt noch den Limettensaft mit dem Öl sowie sämtlichen anderen Gewürzen vermischen und dieses auf den Bombai-Spieß streichen. Nun muss das Ganze ungefähr für eine Stunde in den Kühlschrank.
Nach der Ruhezeit, den Spieß bei 200 Grad Celsius auf den Grillrost legen. Lediglich 3 Minuten von beiden Seiten beträgt hier die Grillzeit. Anschließend empfiehlt es sich, den Spieß bei indirekter Hitze kurz nachziehen zu lassen.

BIER-HÜHNCHEN

Nährwerte pro Portion: 1564 kcal, 3 g Kohlenhydrate, 74 g Fett, 207 g Eiweiß

Zubereitungszeit: ca. 70 Minuten, Schwierigkeitsgrad: simpel

Zutaten für 1 Portion:

1 Grill-Hühnchen	½ TL Kümmel, gemahlen
1 Dose Bier	½ TL Pfeffer
1 TL Knoblauchpulver	1 TL Majoran
1 EL Salz	1 EL Paprikapulver, edelsüß

ZUBEREITUNG:

Zuerst das Knoblauchpulver mit dem Kümmel, dem Pfeffer, sowie dem Salz, dem Majoran und dem edelsüßen Paprika-pulver vermengen. Den Gewürz-Mix anschließend auf dem Hühnchen verteilen. Jetzt die Dose Bier öffnen und das Hühnchen auf die Bierdose stülpen. Das Ganze nun auf den Rost stellen und bei indirekter Hitze und 200 Grad Celsius gut 1 Stunde grillen.

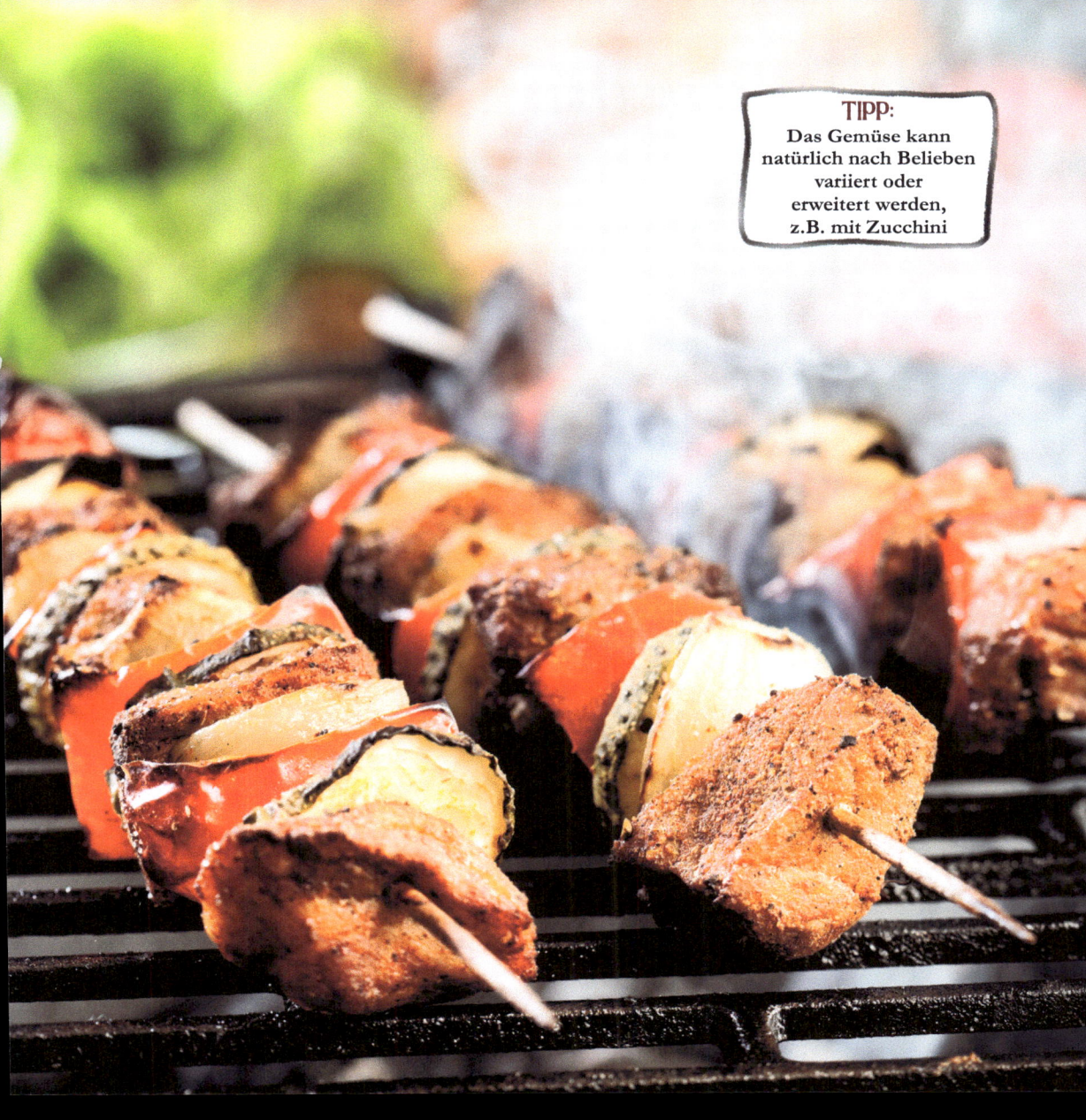

TIPP:
Das Gemüse kann
natürlich nach Belieben
variiert oder
erweitert werden,
z.B. mit Zucchini

BBQ NACH KOREANISCHER ART

Nährwerte pro Portion: 471 kcal, 8 g Kohlenhydrate, 28 g Fett, 43 g Eiweiß

Zubereitungszeit: ca. 15 Minuten, Schwierigkeitsgrad: einfach, Ruhezeit: 1 Stunde

Zutaten für 1 Portion:

100 g Schweinenacken	1 EL Sesamöl
100 g Rinderfilet	1 TL Reisessig
1 Chilischote	1 Messerspitze Ingwerpulver
2 EL Sojasoße, dunkel	1 EL Sesam, geröstet (optional)

ZUBEREITUNG:

Die Chilischote von ihren Kernen befreien und fein hacken. Diese dann mit der Sojasoße, dem Reisessig, dem Sesamöl und Ingwerpulver verrühren.

Sowohl der Schweinenacken als auch das Rinderfilet können entweder vor dem Grillen oder währenddessen mit dem Sojasoßen-Mix eingepinselt werden.

Das Grillgut bei rund 200 Grad Celsius für höchstens 10 Sekunden von jeder Seite grillen. Bei Bedarf mit dem gerösteten Sesam bestreuen.

SPIESSIGES RINDERFILET

Nährwerte pro Portion: 283 kcal, 9 g Kohlenhydrate, 14 g Fett, 28 g Eiweiß

Zubereitungszeit: ca. 15 Minuten, Schwierigkeitsgrad: einfach

Zutaten für 1 Portion:

120 g Rinderfilet	1 Messerspitze Kreuzkümmel
1 Kugel Rote Bete	½ TL Majoran
1 Zucchini, gelb	Pfeffer
1 EL Olivenöl	Salz

ZUBEREITUNG:

Zuerst das Rinderfilet in drei Zentimeter große Stücke zerteilen. Die Rote Bete und die Zucchini in Würfel schneiden. Nun das Gemüse im Wechsel mit den Fleischstücken auf einen Spieß stecken. Diesen dann erst mit dem Olivenöl ein-streichen, danach mit Pfeffer, Salz, Kreuzkümmel sowie Majoran verfeinern.

Anschließend den Spieß für 90 Sekunden bei 200 Grad Celsius von sämtlichen Seiten grillen.

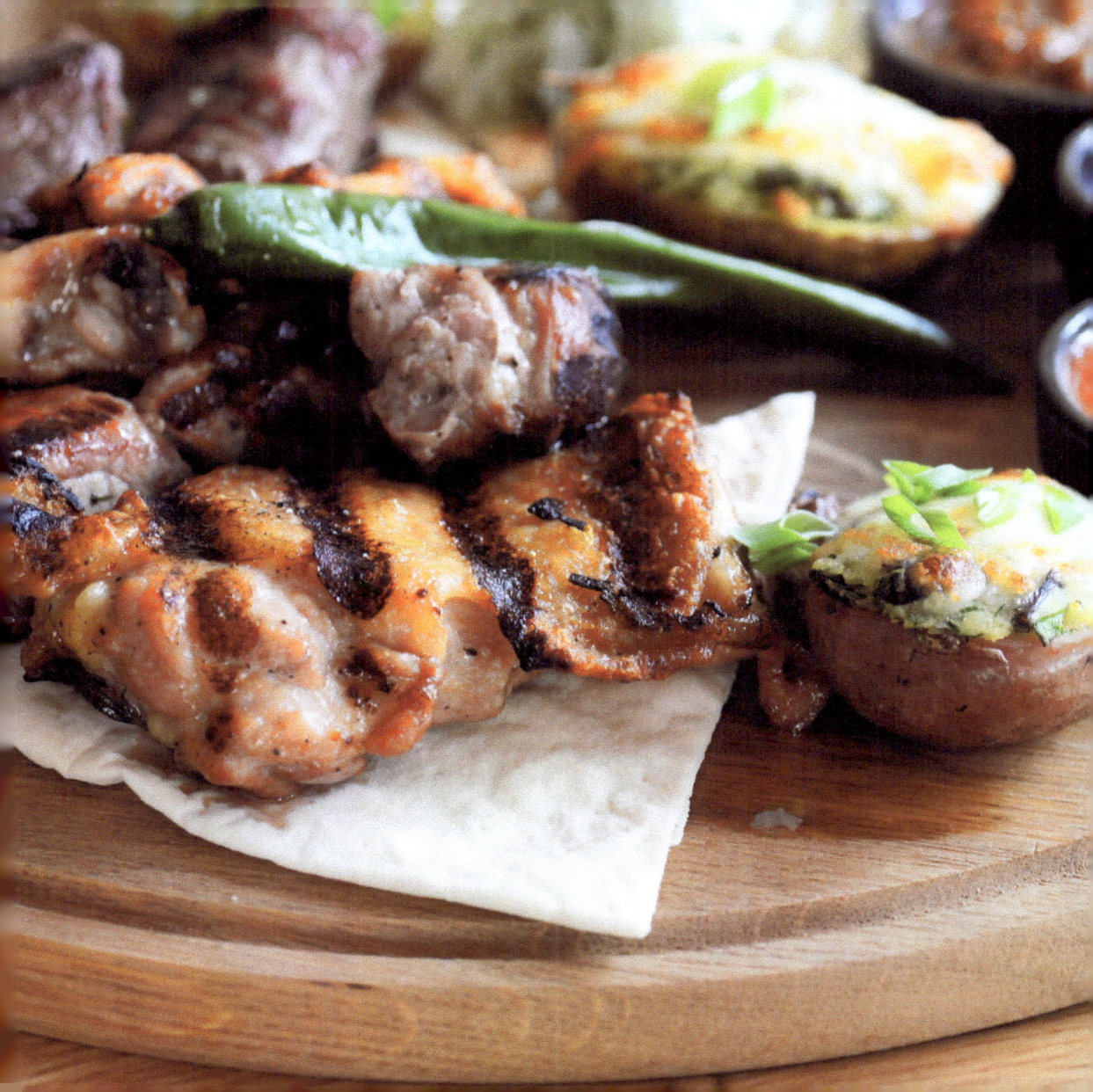

KUNTERBUNTES HÜHNCHEN-PÄCKCHEN

Nährwert pro Portion: 207 kcal, 7 g Kohlenhydrate, 5 g Fett, 32 g Eiweiß

Zubereitungszeit: ca. 35 Minuten, Schwierigkeitsgrad: simpel

Zutaten für 1 Portion:

120 g Hühnerbrustfilet ohne Haut	10 Thai-Basilikumblätter
½ Zwiebel, rot	1 TL Butter
2 Stangen Spargel, grün	3 EL Gemüsebrühe
2 Frühlingszwiebeln	Pfeffer
1 Möhre	Salz
2 Egerlinge (Pilze)	

ZUBEREITUNG:

Im Vorfeld die Hühnerbrust in ein Zentimeter große Streifen zerlegen. Die Zwiebel schälen und in dieselbe Form bringen. Gleiches gilt für die Möhre und die Frühlingszwiebeln. Die Egerlinge hingegen säubern und dann in Viertel teilen. Den Spargel in grobe Stücke schneiden.

Die Hühnchen-Streifen als auch das Gemüse auf ein großes Stück Alufolie legen und das Ganze mit der Butter, der Gemüsebrühe sowie sämtlichen Gewürzen ergänzen. Anschließend die Alufolie schließen und das bunte Päckchen 30 Minuten bei indirekter Hitze, 200 Grad Celsius, grillen.

IBERICO-SCHWEINERÜCKEN-STEAK

Nährwerte pro Portion: 289 kcal, 0,4 g Kohlenhydrate, 12 g Fett, 44 g Eiweiß

Zubereitungszeit: ca. 10 Minuten, Schwierigkeitsgrad: einfach

Zutaten für 1 Portion:

200 g Schweinerückensteak Iberico	½ TL Senfpulver
1 EL Olivenöl	Pfeffer
½ TL Rosmarin, gehackt	Meersalz
½ TL Knoblauchpulver	

ZUBEREITUNG:

Zuerst das Iberico-Steak mit dem Olivenöl einpinseln. Anschließend das Ganze mit dem fein gehackten Rosmarin, Meersalz, Pfeffer sowie Senf- und Knoblauchpulver bestreuen. Jetzt das Steak bei 200 Grad Celsius auf den Grillrost legen und von jeder Seite nur 2 Minuten grillen. Im Anschluss das Steak bei indirekter Hitze erneut 2 Minuten ziehen lassen.

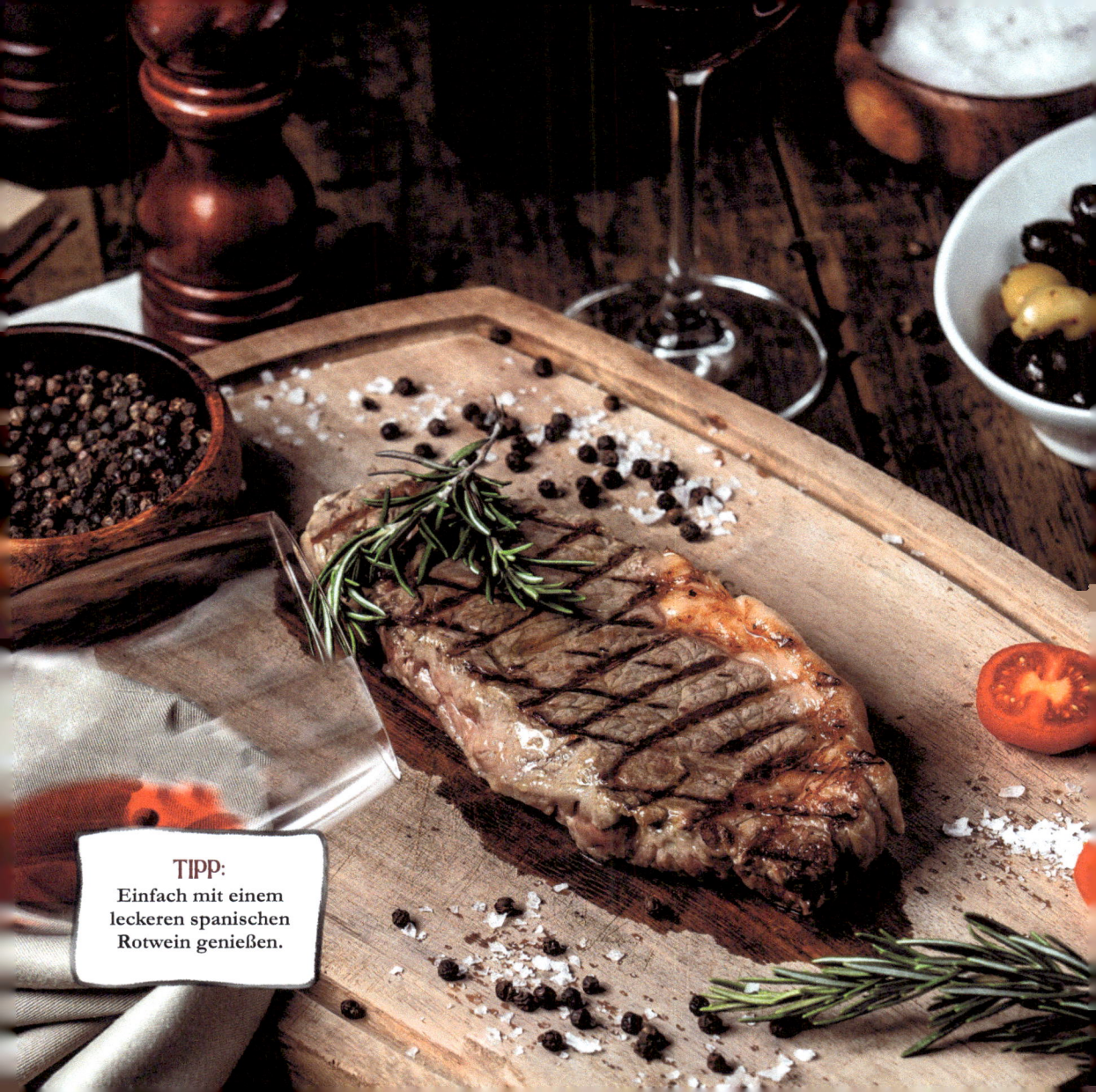

TIPP:
Einfach mit einem
leckeren spanischen
Rotwein genießen.

RINDERBURGER MIT STEINPILZEN

Nährwerte pro Portion: 474 kcal, 26 g Kohlenhydrate, 33 g Fett, 36 g Eiweiß

Zubereitungszeit: ca. 30 Minuten, Schwierigkeitsgrad: einfach, Ruhezeit: 15 Minuten

Zutaten für 1 Portion:

150 g Rinderhack, mager	1 Schalotte
40 g Steinpilze	1 Hamburgerbrötchen
1 Knoblauchzehe	etwas Öl für den Rost
1 EL Petersilie, gehackt	Pfeffer, Salz

ZUBEREITUNG:

Die Schalotte und die Knoblauchzehe schälen und fein hacken. Dann die Steinpilze säubern und in kleine Würfel schneiden. Die Steinpilze, die Knoblauchzehe sowie die Schalotte kurz in einer Pfanne anbraten, auf die Seite stellen und eine Viertelstunde ruhen lassen.

Nach der Ruhezeit den Pilz-Mix mit dem Rinderhack und den Gewürzen vermischen, anschließend aus der Masse einen Burgerpatty formen.

Den Grillrost mit Olivenöl einpinseln und den Burger bei 200 Grad Celsius von jeder Seite ungefähr 2 Minuten grillen. Den fertigen Burger dann ins Brötchen legen.

GRILL-LAMM IM KRÄUTERMANTEL

Nährwerte pro Portion: 231 kcal, 2 g Kohlenhydrate, 11 g Fett, 30 g Eiweiß

Zubereitungszeit: ca. 15 Minuten, Schwierigkeitsgrad: simpel

Zutaten für 1 Portion:

150 g Lammfilet	1 EL Kerbel, gehackt
1 EL Schnittlauchringe	½ TL Oregano, frisch
1 EL Petersilie, gehackt	Pfeffer
1 EL Olivenöl	Salz

ZUBEREITUNG:

Das Lammfilet mit Pfeffer und Salz verfeinern. Jetzt das Grillgut 3 bis 4 Minuten bei 200 Grad Celsius von allen Seiten grillen.

Anschließend mit dem Olivenöl einstreichen und mit den vorab gemischten Kräutern würzen.

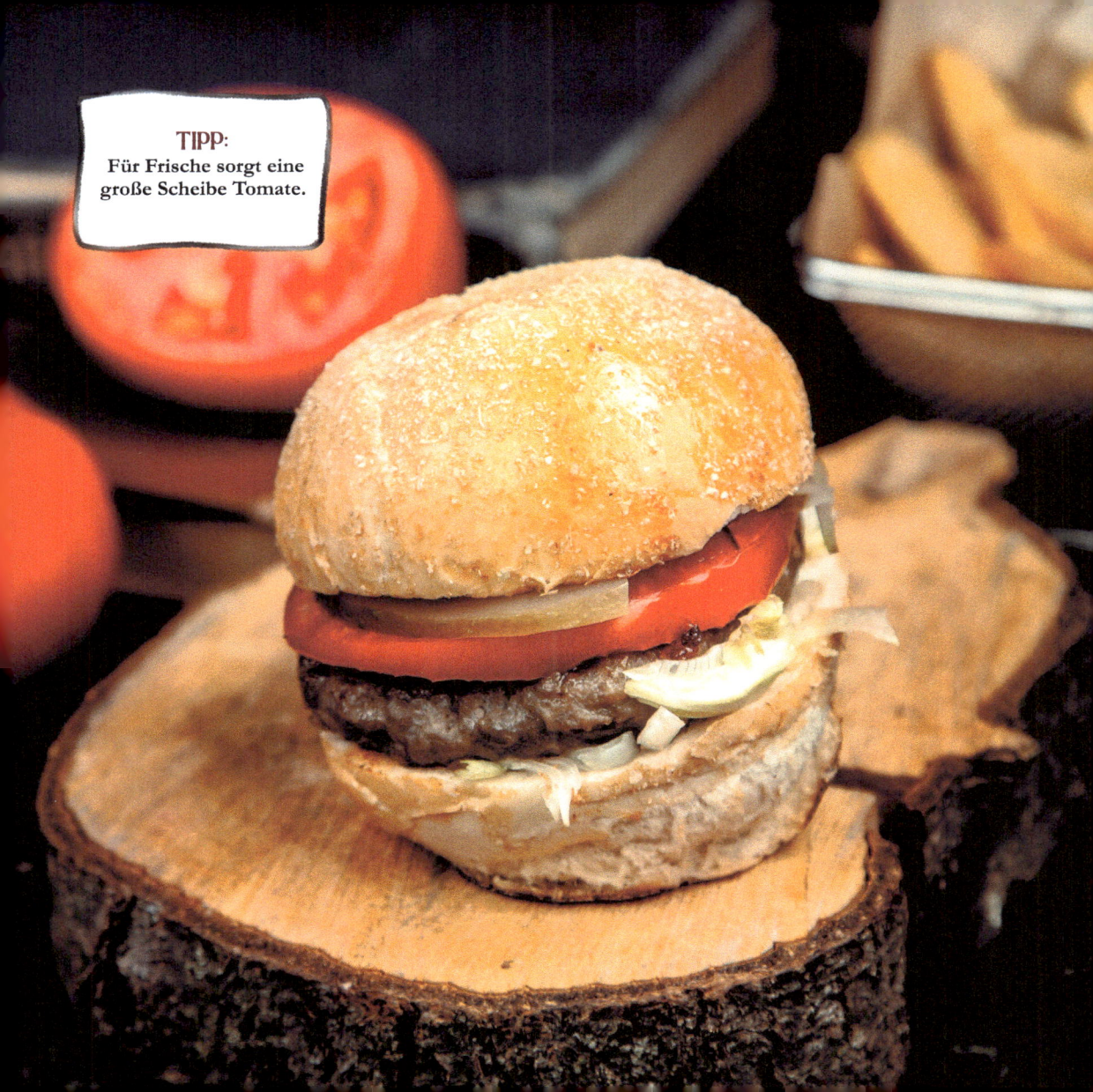

TIPP:
Für Frische sorgt eine
große Scheibe Tomate.

NUSSIGES KALBSSCHNITZEL

Nährwerte pro Portion: 325 kcal, 5 g Kohlenhydrate, 15 g Fett, 41 g Eiweiß

Zubereitungszeit: ca. 25 Minuten, Schwierigkeitsgrad: einfach

Zutaten für 1 Portion:

180 g Schnitzel vom Kalb	1 Messerspitze Chilipulver
1 Frühlingszwiebel	½ TL Haselnussmus
1 EL Walnüsse	Pfeffer
1 TL Schnittlauchringe	Salz
1 EL Créme fraiche	

ZUBEREITUNG:

Das Kalbsschnitzel mit einem Klopfer bearbeiten, anschließend mit Salz und Pfeffer würzen. Dann die Frühlingszwiebel in feine Ringe schneiden und die Walnüsse hacken. Sowohl die Frühlingszwiebelringe als auch die Walnüsse mit dem Haselnussmus, der Créme fraiche, den Schnittlauchringen sowie Chilipulver vermengen. Die Nuss-Mix-Paste anschließend auf das Kalbsschnitzel streichen und dieses dann zu einer Rolle drehen. Für insgesamt 8 Minuten das Schnitzel bei 200 Grad Celsius grillen. Regelmäßig Wenden!

RIPPCHEN Á LA INDIA

Nährwerte pro Portion: 917 kcal, 12 g Kohlenhydrate, 58 g Fett, 80 g Eiweiß

Zubereitungszeit: ca. 65 Minuten, Schwierigkeitsgrad: einfach, Ruhezeit: eine Nacht

Zutaten für 1 Portion:

500 g Schweinerippchen	½ TL Knoblauchpulver
Saft einer Limette	1 EL Garam Masala (Gewürz)
1 TL Ingwerpulver	Pfeffer
3 EL Pflanzenöl	Salz
1 Messerspitze Nelkenpulver	

ZUBEREITUNG:

Das Pflanzenöl mit dem Limettensaft sowie dem Ingwer-, Knoblauch- und Nelkenpulver, mit Salz, Pfeffer sowie Garam Masala mischen. Dann die Rippchen ausgiebig mit der Marinade einreiben und diese am besten über Nacht im Kühlschrank ziehen lassen.

Am nächsten Tag die Rippchen bei indirekter Hitze, 180 Grad Celsius, für 1 gute Stunde auf den Grill legen.

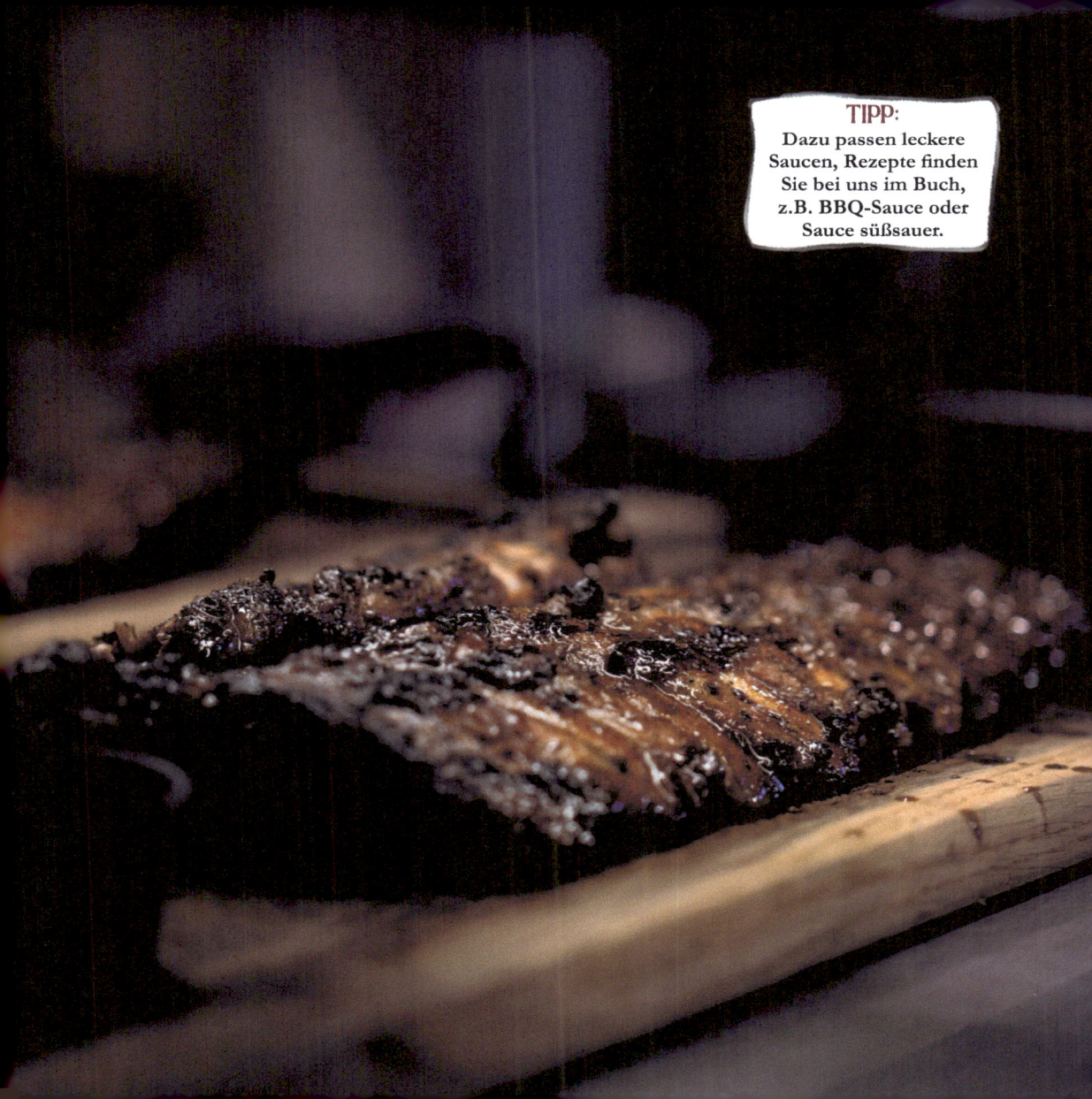

TIPP:
Dazu passen leckere
Saucen, Rezepte finden
Sie bei uns im Buch,
z.B. BBQ-Sauce oder
Sauce süßsauer.

MEXIKO-GRILLBURGER

Nährwerte pro Portion: 428 kcal, 8 g Kohlenhydrate, 30 g Fett, 29 g Eiweiß

Zubereitungszeit: ca. 20 Minuten, Schwierigkeitsgrad: simpel, Ruhezeit: 15 Minuten

Zutaten für 1 Portion:

120 g Rinderhack, mager	1 Eigelb
1 Knoblauchzehe	1 EL Koriander, gehackt
1 EL Mais	1 Hamburgerbrötchen
1 Chilischote, rot	Pfeffer
¼ Paprika, grün	Salz
20 g Kidneybohnen	Etwas Salsasauce

ZUBEREITUNG:

Die Knoblauchzehe schälen und fein hacken. Die grüne Paprika und die Chilischote entkernen und in Würfel schneiden.

Das Rinderhack mit allen Zutaten vermengen und die Masse dann eine Viertelstunde ruhen lassen.

Nach der Ruhezeit aus der Masse einen Patty formen und bei 180 Grad Celsius für 3 bis 4 Minuten grillen. Wer das Ganze nicht gern rosa mag, sollte die Burger 2 Minuten länger auf dem Rost lassen. Den gegrillten Patty in ein mit Salsasauce bestrichenes Hamburgerbrötchen legen und genießen.

MOZZARELLA-PUTENROULADE

Nährwerte pro Portion: 397 kcal, 3 g Kohlenhydrate, 19 g Fett, 49 g Eiweiß

Zubereitungszeit: ca. 30 Minuten, Schwierigkeitsgrad: einfach

Zutaten für 1 Portion:

150 g Putenschnitzel	1 Tomate, getrocknet
60 g Mozzarella, gerieben	Pfeffer
1 EL Pesto	Salz

ZUBEREITUNG:

Die Schnitzel mit Pfeffer und Salz verfeinern. Eine Seite anschließend mit dem Pesto einpinseln. Den geriebenen Mozzarella und die getrocknete Tomate zerkleinern und auf die Schnitzel geben. Anschließend noch kurz den Grillrost einölen und die Schnitzel 10 Minuten schön braun bei 200 Grad Celsius direkt grillen. Im Anschluss die indirekte Hitze für circa 10 Minuten nutzen.

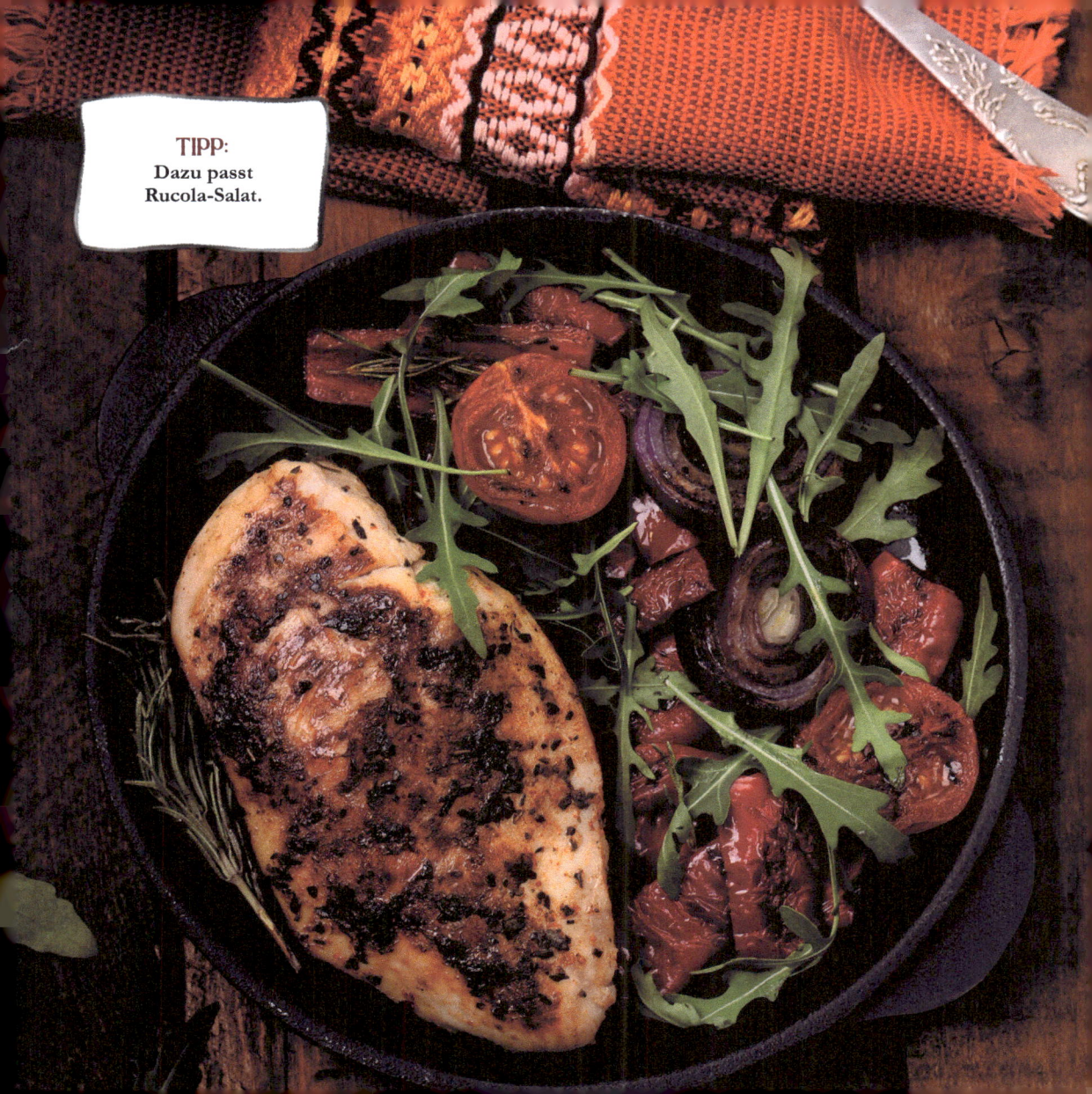

TIPP:
Dazu passt
Rucola-Salat.

STEAK Á LA RIB-EYE

Nährwerte pro Portion: 623 kcal, 3 g Kohlenhydrate, 39 g Fett, 61 g Eiweiß

Zubereitungszeit: ca. 10 Minuten, Schwierigkeitsgrad: einfach

Zutaten für 1 Portion:

300 g Rib-Eye Steak
1 Messerspitze Ingwerpulver
1 Messerspitze Senfpulver

Pfeffer
Meersalz

ZUBEREITUNG:

Das Steak von beiden Seiten mit Pfeffer, Meersalz, Senf- und Ingwerpulver würzen.
Das Rib-Eye-Steak bei 250 Grad Celsius insgesamt 6 Minuten auf dem Grillrost lassen. In dieser Zeit sollte das Steak mehrmals gewendet werden.
Wer sein Steak nicht medium mag, kann hier die Garzeit einfach verlängern.

SCHNITZELRÖLLCHEN MIT SPARGEL

Nährwerte pro Portion: 437 kcal, 4 g Kohlenhydrate, 26 g Fett, 46 g Eiweiß

Zubereitungszeit: ca. 15 Minuten, Schwierigkeitsgrad: einfach

Zutaten für 1 Portion:

2 Schweineschnitzel à 100 g
6 Spargelspitzen, grün
1 EL Olivenpesto

1 TL Rosmarin, gehackt
Pfeffer
Salz

ZUBEREITUNG:

Die Schnitzel schön platt klopfen und anschließend eine Seite des Fleisches mit dem Olivenpesto bestreichen. Darauf den gehackten Rosmarin geben und je drei grüne Spitzen Spargel. Das Ganze nun mit Pfeffer sowie Salz verfeinern und dann als Röllchen eindrehen und mit einem Holzspieß befestigen.
Die Schnitzelröllchen für 8 Minuten bei 170 Grad Celsius grillen. Während dieser Zeit mehrmals wenden.

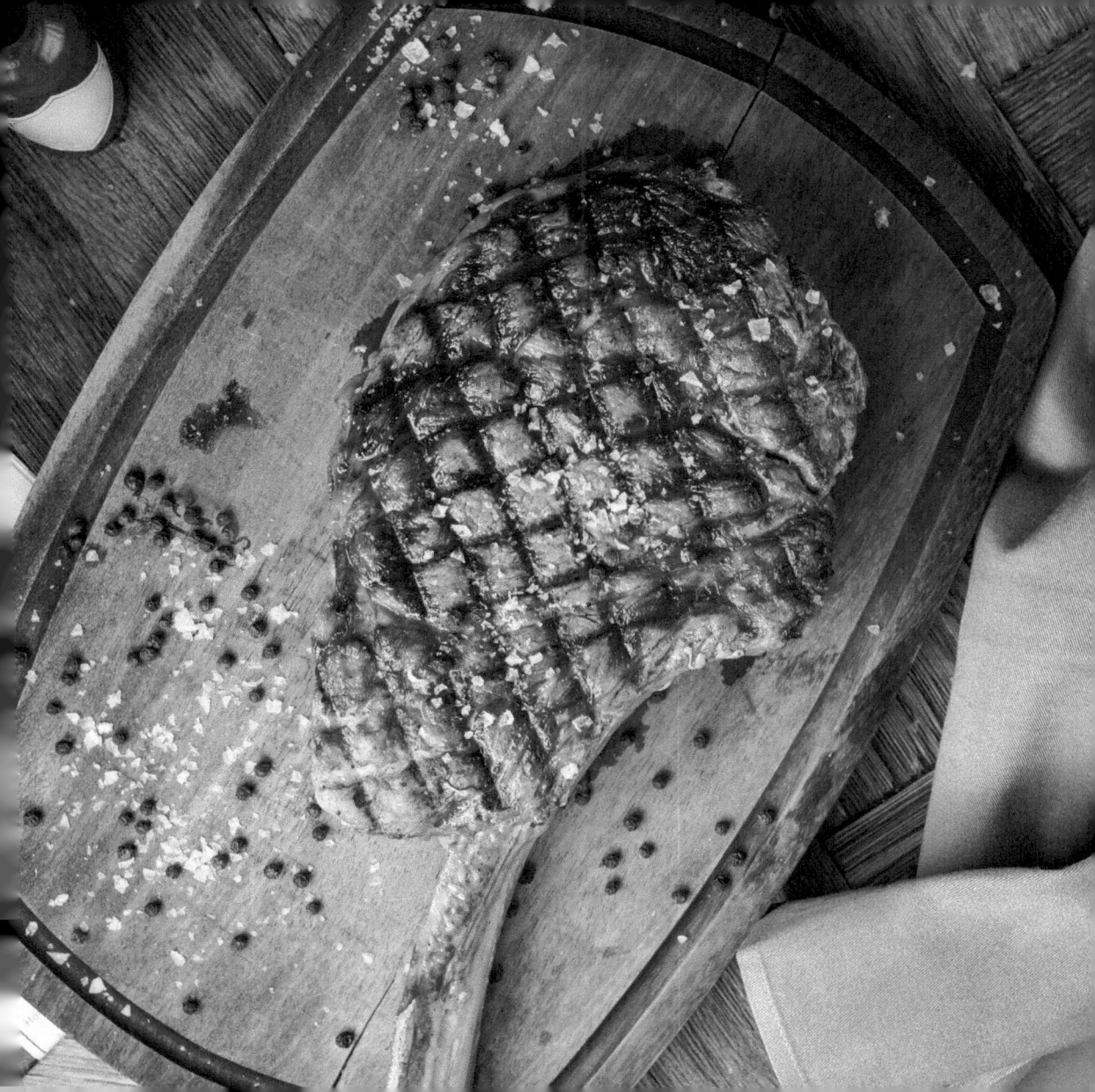

STEAK PLUS ZIEGENKÄSE

Nährwerte pro Portion: 440 kcal, 17 g Kohlenhydrate, 15 g Fett, 57 g Eiweiß

Zubereitungszeit: ca. 40 Minuten, Schwierigkeitsgrad: einfach

Zutaten für 4 Portionen:

4 Filet-Steaks
400 g Kirschtomaten
4 Ziegenkäsestücke
12 Thymianzweige

etwas Olivenöl
Pfeffer
Salz

ZUBEREITUNG:

Die Steaks von beiden Seiten mit Pfeffer und Salz würzen. Die Kirschtomaten kurz abspülen und halbieren, mit etwas Olivenöl mischen und mit Salz würzen.

Den frischen Thymian vom Stiel abstreifen und fein hacken. Anschließend jeweils ein Ziegenkäsestück auf jedes Steak legen und das Ganze mit dem gehackten Thymian bestreuen.

Bei 225 Grad Celsius etwa 3 Minuten grillen. Dann noch einmal bei indirekter Hitze 2 Minuten auf dem Rost lassen. Jetzt die Kirschtomaten auf dem Fleisch verteilen und das Ganze eine weitere Minute grillen.

LAMM GEBETTET IN SALZ

Nährwerte pro Portion: 533 kcal, 2 g Kohlenhydrate, 39 g Fett, 48 g Eiweiß

Zubereitungszeit: ca. 60 Minuten, Schwierigkeitsgrad: einfach

Zutaten für 6 Portionen:

1,2 kg küchenfertige Lammkrone
1 TL Pfeffer, schwarz
1 kg Meersalz
4 EL Dijonsenf

50 g Pankomehl (Alternativ Paniermehl)
2 Knoblauchzehen
3 TL Kräuter der Provence

ZUBEREITUNG:

Die Knoblauchzehen schälen und klein hacken.

Aus den Kräutern der Provence sowie dem Senf, dem Knoblauch und dem Pankomehl eine würzige Paste mischen. Mit dieser das Lammfleisch bestreichen.

Eine Kasserolle aus Keramik mit Backpapier auslegen und das Meersalz hineingeben. Das Lamm mit der Fleischseite zuerst ins Salz legen.

Die Kasserolle mit dem Lamm bei 180 Grad Celsius auf den Grill stellen und das Ganze 30 Minuten grillen lassen.

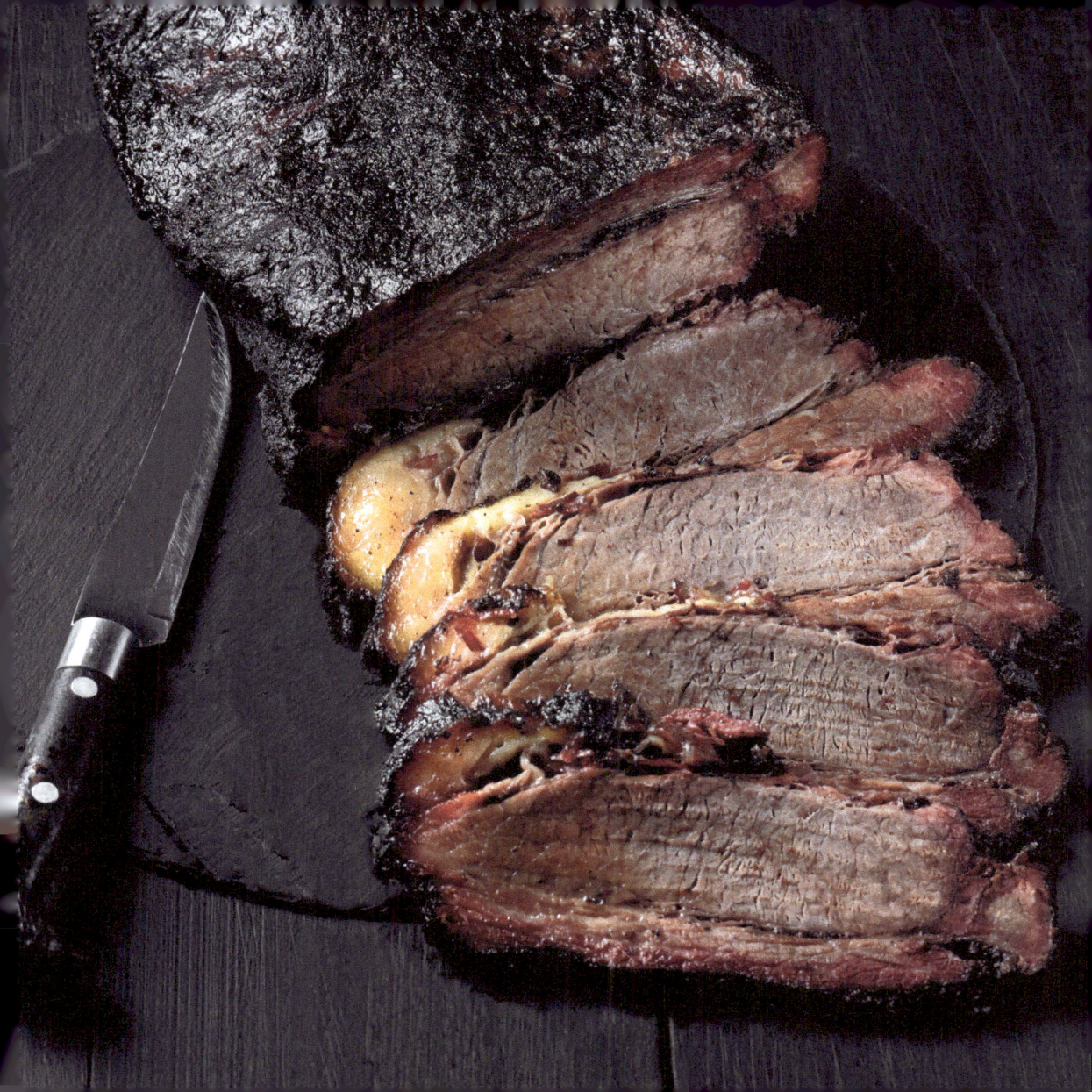

UNGARISCHE FLEISCH-SPIESSE

Nährwerte pro Portion: 282 kcal, 9 g Kohlenhydrate, 10 g Fett, 35 g Eiweiß

Zubereitungszeit: ca. 30 Minuten, Schwierigkeitsgrad: einfach

Zutaten für 1 Portion:

150 g Hühnerbrust	1 EL Pflanzenöl
1 Paprika, rot	1 EL Sojasoße
¼ Zwiebel	etwas Knoblauchpulver
¼ Zucchini	etwas Chilipulver
1 Peperoni	½ TL Majoran
1 EL Ajvar	

ZUBEREITUNG:

Die Zucchini, die Hühnerbrust sowie die Paprika werden in kleine Stücke geschnitten. Dann die halbe Zwiebel schälen und schneiden, sodass man die Stücke auf einen Spieß stecken kann.

Die Peperoni ohne Kerne klein hacken. Anschließend aus dem Ajvar, dem Pflanzenöl, der Sojasoße, dem Majoran sowie Knoblauch- und Chilipulver eine leckere Marinade zaubern und diese sowohl über das Gemüse als auch über das Fleisch gießen.

Das Ganze gut vermischen und dann alles auf Spieße schieben. Zu guter Letzt die Fleisch-Spieße bei 200 Grad Celsius auf dem Grill 3 bis 5 Minuten garen.

GEGRILLTES TOMAHAWK-STEAK

Nährwerte pro Portion: 900 kcal, 11 g Kohlenhydrate, 16 g Fett, 71 g Eiweiß

Zubereitungszeit: ca. 80 Minuten, Schwierigkeitsgrad: normal

Zutaten für 3 Portionen:

1 Tomahawk-Steak á 1,2 kg	½ TL Paprikapulver, edelsüß
1 TL Oregano, getrocknet	2 TL Pfeffer, grob
2 TL Salz, grob	

ZUBEREITUNG:

Das Tomahawk-Steak mit dem Pfeffer, dem Paprikapulver, dem Salz sowie dem getrockneten Oregano würzen und das Ganze anschließend ein paar Minuten ruhen lassen.

Das Steak bei 250 Grad Celsius, direkter Hitze, 2 Minuten von jeder Seite grillen.

Dann die indirekte Hitze nutzen und das Grillgut erneut bei 120 Grad Celsius grillen, bis eine Temperatur von rund 54 Grad Celsius erreicht ist.

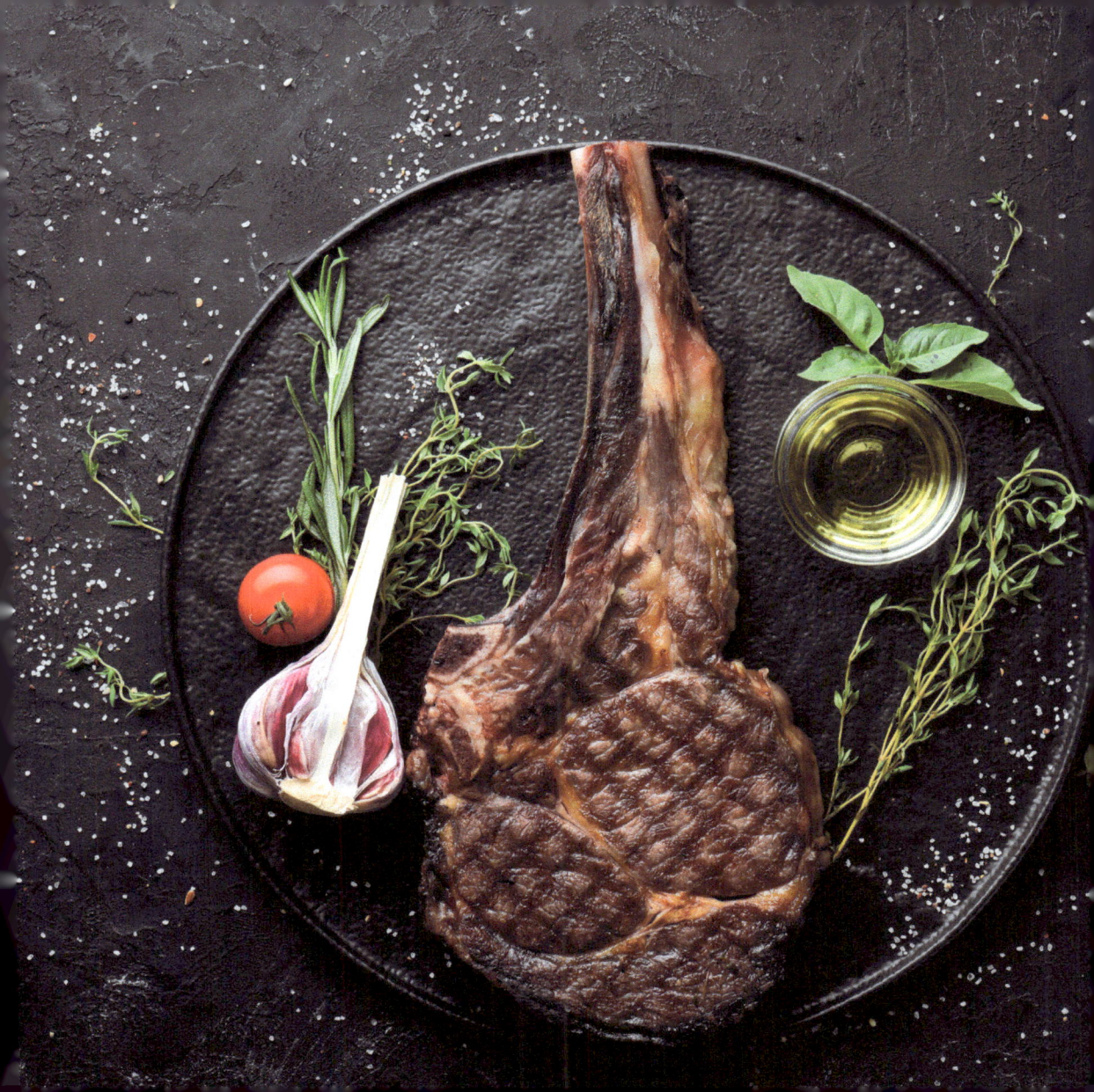

SCHWEINEBAUCH MIT SPEZIAL-WÜRZE

Nährwerte pro Portion: 615 kcal, 5 g Kohlenhydrate, 53 g Fett, 23 g Eiweiß

Zubereitungszeit: ca. 110 Minuten, Schwierigkeitsgrad: einfach, Ruhezeit: eine Nacht

Zutaten für 4 Portionen:

1 kg Schweinebauch plus Schwarte	2 EL Kreuzkümmelsamen
200 g Zwiebeln	1 TL Cayennepfeffer
4 Knoblauchzehen	1 EL Thymian
1 TL Pfeffer	1 EL Paprikapulver, edelsüß
1 EL Majoran	2 EL Salz

ZUBEREITUNG:

Die Zwiebeln und die Knoblauchzehen fein hacken, anschließend mit dem Salz und den anderen Gewürzen vermengen.

Nun den Schweinebauch mit einem Rautenmuster versehen, mit der Marinade bestreichen und eine Nacht in die Kühlung stellen. Am nächsten Tag, eine Stunde vor der Grill-Session, wieder herausnehmen.

Bevor der Schweinebauch dann bei 220 Grad Celsius auf dem Grill landet, sollte dieser noch gesalzen werden. Die Grillzeit beträgt 90 Minuten.

KLASSISCHES T-BONE-STEAK

Nährwerte pro Portion: 740 kcal, 1 g Kohlenhydrate, 29 g Fett, 112 g Eiweiß

Zubereitungszeit: ca. 3 Stunden, Schwierigkeitsgrad: normal, Ruhezeit: 2 Stunden

Zutaten für 1 Portion:

500 g T-Bone-Steak	Pfeffer, schwarz
1 EL Olivenöl	Salz

ZUBEREITUNG:

Bevor dieses schöne Stück Fleisch überhaupt auf den Grillrost gelegt werden kann, muss es gute zwei Stunden bei Zimmertemperatur ruhen.

Nach dieser Zeit darf das Steak dann mit schwarzem Pfeffer und Salz verfeinert sowie mit einem Esslöffel Olivenöl beträufelt werden.

Jetzt noch den Rost gut einölen und das T-Bone-Steak bei 220 Grad Celsius, direkte Hitze, 2 Minuten von beiden Seiten grillen. Dann die indirekte Hitze nutzen und das Grillgut 5 Minuten durchziehen lassen.

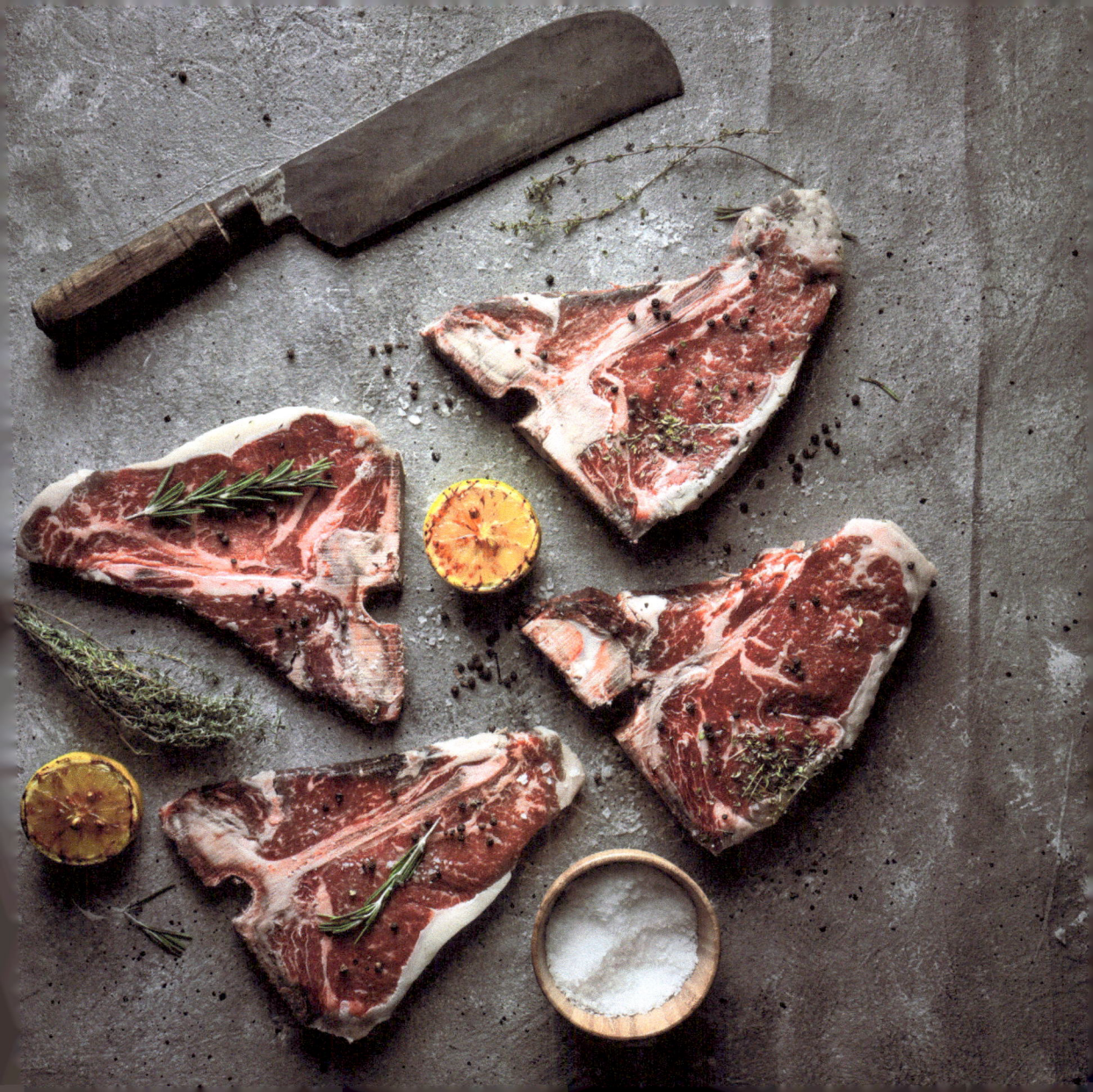

FRUCHTIGE SCHWEINE-SPIESSE

Nährwerte pro Portion: 306 kcal, 16 g Kohlenhydrate, 10 g Fett, 34 g Eiweiß

Zubereitungszeit: ca. 60 Minuten, Schwierigkeitsgrad: einfach, Ruhezeit: 30 Minuten

Zutaten für 1 Portion:

120 g Schweinefilet	2 EL Sweet-Chilisoße
¼ Paprika, grün	1 TL Sesamöl
4 Ananasstücke	1 EL Apfelessig
3 Kirschtomaten	Pfeffer
½ TL Currypulver	Salz

ZUBEREITUNG:

Die Holzspieße in Wasser legen.

Das Schweinefilet, die Ananas und die Paprika in mundgerechte Stücke schneiden.

Das Sesamöl mit dem Apfelessig, der Chilisoße, Currypulver, Pfeffer sowie Salz mischen. Hier hinein nun die Fleischstücke geben und gut eine halbe Stunde ziehen lassen.

Nach der halben Stunde das Schweinefleisch im Wechsel mit der Ananas, der Paprika und den Tomaten auf den Spieß geben.

Diesen dann bei 200 Grad Celsius von sämtlichen Seiten 4 Minuten lang grillen.

SOJASOSSEN-HUHN

Nährwerte pro Portion: 171 kcal, 7 g Kohlenhydrate, 2 g Fett, 29 g Eiweiß

Zubereitungszeit: ca. 30 Minuten, Schwierigkeitsgrad: einfach

Zutaten für 1 Portion:

1 Hühnerbrust	1 TL Fünf-Gewürze-Pulver
etwas Chilipulver	2 EL Sojasoße, dunkel
1 EL Orangensaft	

ZUBEREITUNG:

Das Hühnchen mit dem Orangensaft als auch mit der Sojasoße bepinseln, dann die Gewürzmischung und Chilipulver darüberstreuen.

Das Huhn bei 200 Grad Celsius gute 5 Minuten von allen Seiten grillen, bis es durch ist.

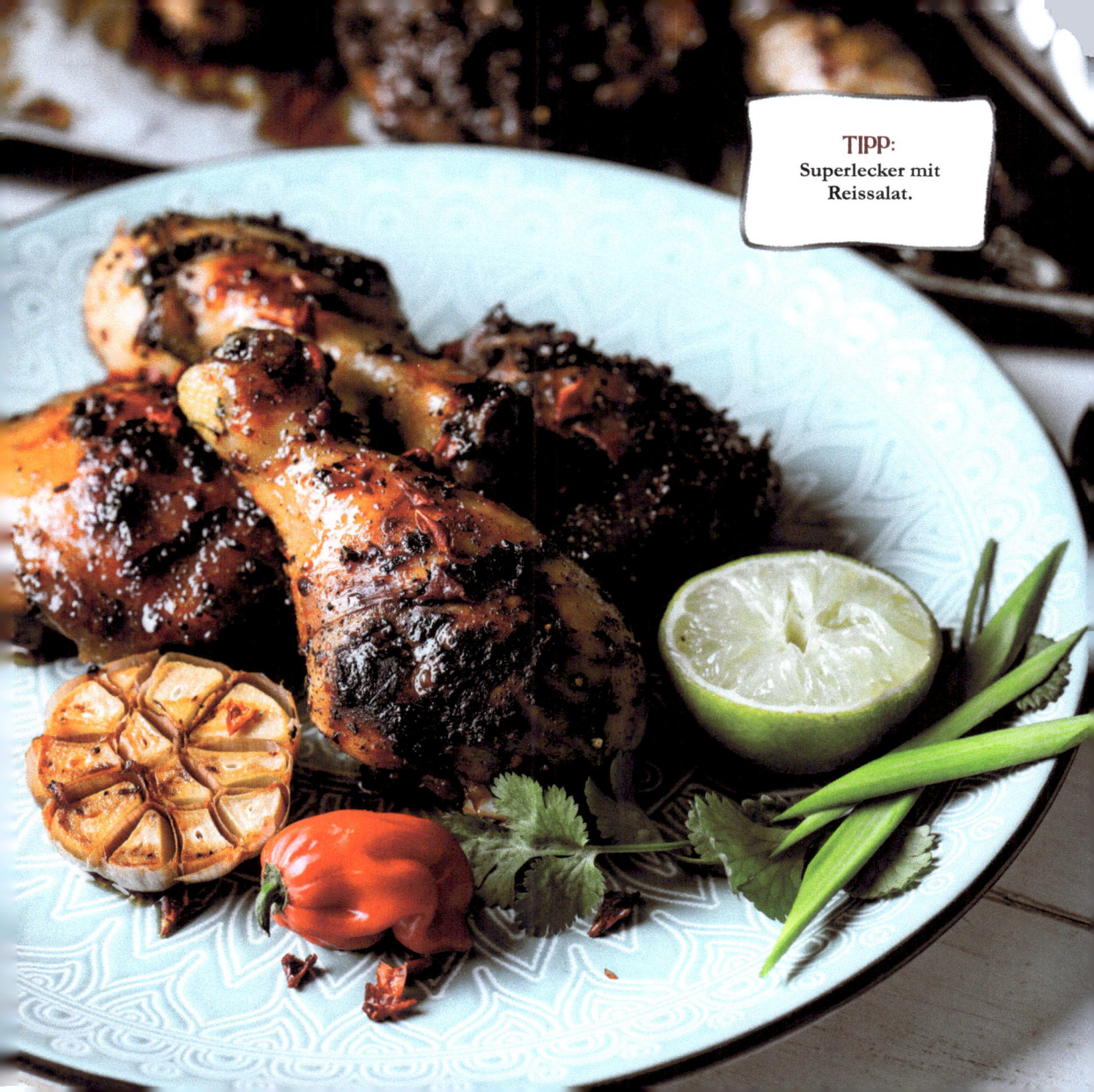

TIPP:
Superlecker mit
Reissalat.

RINDERNACKEN MIT SENFNOTE

Nährwerte pro Portion: 427 kcal, 3 g Kohlenhydrate, 26 g Fett, 41 g Eiweiß

Zubereitungszeit: ca. 30 Minuten, Schwierigkeitsgrad: einfach

Zubereitung für 1 Portion:

200 g Rindernacken	Pfeffer
2 Zwiebeln	Salz
1 TL Senf, scharf	

ZUBEREITUNG:

Die Zwiebel in feine Scheiben schneiden. Danach den Rindernacken mit Pfeffer und Salz würzen.
Jetzt das Ganze noch mit dem Senf bepinseln und die Zwiebelscheiben draufdrücken. Den Schweinenacken auf den Grillrost legen. Bei 250 Grad Celsius 3 Minuten von allen Seiten grillen.
Für 5 Minuten die indirekte Hitze nutzen.

BRATWÜRSTCHEN-SPIESSE

Nährwerte pro Portion: 423 kcal, 19 g Kohlenhydrate, 30 g Fett, 19 g Eiweiß

Zubereitungszeit: ca. 60 Minuten, Schwierigkeitsgrad: einfach

Zutaten für 6 Portionen:

2 Zwiebeln	2 Maiskolben
6 Bratwürste	2 EL Rapsöl
2 Paprika, rot	Pfeffer
16 Kartoffeln, klein	Salz

ZUBEREITUNG:

Die Kartoffeln samt Schale in einem Kochtopf mit Wasser garen.
Zwischenzeitlich den Mais in circa zwei Zentimeter dicke Scheiben und die entkernte Paprika in Würfel schneiden.
Die Zwiebeln in Stücke schneiden, die Bratwürste in Scheiben. Die fertigen Kartoffeln abgießen und in Würfel schneiden. Die gesamten Zutaten jetzt im Wechsel aufspießen.
Das Ganze noch mit dem Rapsöl beträufeln und mit etwas Pfeffer sowie Salz verfeinern. Bei 200 Grad Celsius dürfen die Bratwürstchen-Spieße dann für 10 bis 15 Minuten auf den Grill.

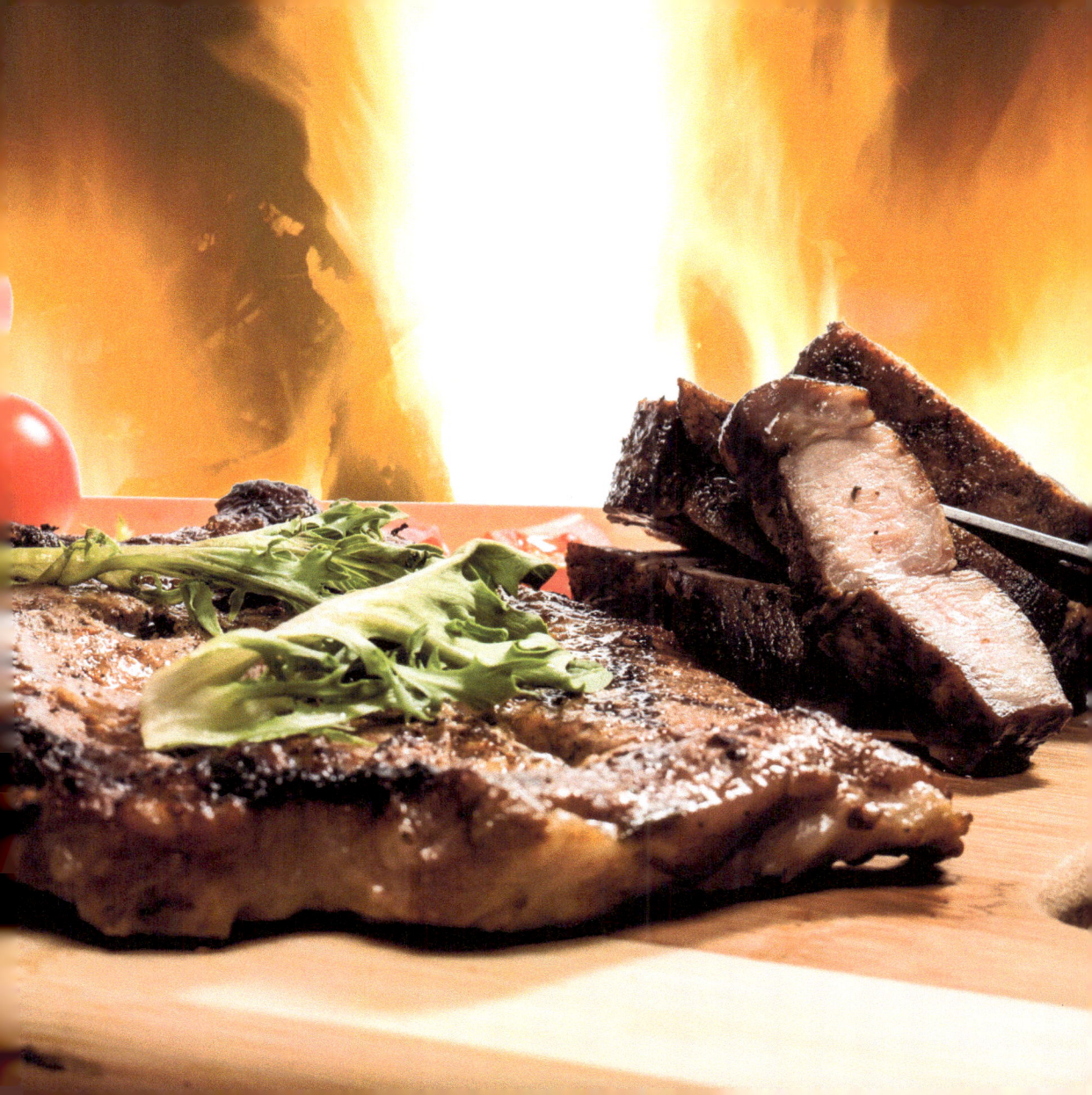

KÄNGURU-STEAK MIT KAKAO-NOTE

Nährwerte pro Portion: 375 kcal, 6 g Kohlenhydrate, 13 g Fett, 54 g Eiweiß

Zubereitungszeit: ca. 30 Minuten, Schwierigkeitsgrad: normal, Ruhezeit: 5 Minuten

Zutaten für 1 Portion:

250 g Känguru-Steak
etwas Kakao
etwas Koriander, gemahlen

2 EL Apfelessig
Pfeffer
Salz

ZUBEREITUNG:

Das Känguru-Steak mit dem Apfelessig würzen und das Ganze dann ungefähr 5 Minuten durchziehen lassen. Anschließend das Steak mit Kakao, Pfeffer, Salz sowie etwas gemahlenem Koriander verfeinern und scharf angrillen. Bei 200 Grad Celsius genügen dafür 3 Minuten. Danach 5 Minuten die indirekte Hitze anwenden.

GRILLFLEISCH NACH HOLZFÄLLER-ART

Nährwerte pro Portion: 470 kcal, 7 g Kohlenhydrate, 25 g Fett, 50 g Eiweiß

Zubereitungszeit: ca. 30 Minuten, Schwierigkeitsgrad: einfach

Zutaten für 1 Portion:

1 Hühnerschenkel
4 Champignons
3 Schalotten
30 g Speckstreifen

1 TL eingelegten Pfeffer
Selleriesalz
Pfeffer, weiß

ZUBEREITUNG:

Zuerst den Hühnerschenkel mit Selleriesalz und weißem Pfeffer verfeinern.
Dann die Pilze, die Speckstreifen sowie die Schalotten klein schneiden und mit dem Fleisch in eine feuerfeste Form geben.
Die Form anschließend bei 200 Grad Celsius auf den Grillrost stellen und zugedeckt rund 35 Minuten grillen.

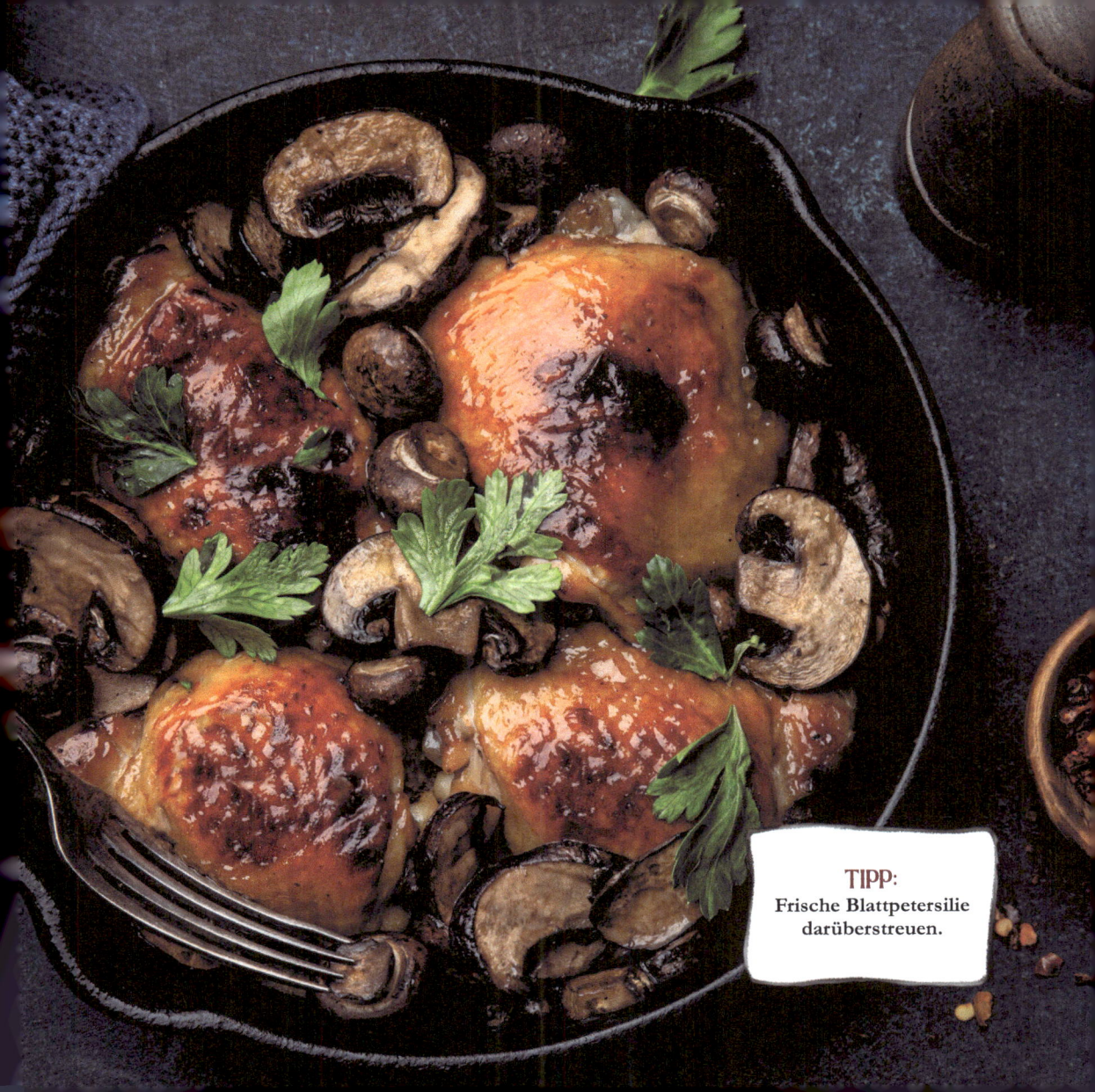

TIPP:
Frische Blattpetersilie
darüberstreuen.

ZITRONEN-HÄHNCHEN

Nährwerte pro Portion: 360 kcal, 2 g Kohlenhydrate, 21 g Fett, 38 g Eiweiß

Zubereitungszeit: ca. 60 Minuten, Schwierigkeitsgrad: einfach

Zutaten für 2 Portionen:

1 Hühnerkeule, groß	Saft einer Zitrone
½ Knolle Ingwer, gerieben	Pfeffer
1 EL Pflanzenöl	Salz
½ TL Thymian	

ZUBEREITUNG:

Bis auf die Hühnerkeule alle Zutaten vermischen. Mit diesem Mix dann die Keule überall bestreichen. Bei 200 Grad Celsius muss die Hühnerkeule nun für rund 40 Minuten auf den Grill.

SCHWEINEBAUCH-FACKELN

Nährwerte pro Portion: 500 kcal, 5 g Kohlenhydrate, 40 g Fett, 15 g Eiweiß

Zubereitungszeit: ca. 30 Minuten, Schwierigkeitsgrad: einfach, Ruhezeit: 3 Stunden

Zutaten für 1 Portion:

150 g Schweinebauch	1 TL Paprikapulver, scharf
½ TL Majoran	3 EL Pflanzenöl
½ TL Kreuzkümmel, gemahlen	1 TL Salz
½ TL Knoblauchpulver	Pfeffer
1 EL Paprikapulver, edelsüß	

ZUBEREITUNG:

Bis auf den Schweinebauch alle Zutaten in eine Schüssel füllen und gut miteinander vermengen.
Anschließend die Marinade überall auf dem Schweinebauch verteilen und diesen dann gute drei Stunden ruhen lassen.
Nachdem die Marinade in das Fleisch eingezogen ist, dieses um zwei Holzspieße wickeln.
10 Minuten kommen die Schweinebauch-Fackeln bei 220 Grad Celsius auf den Grill.

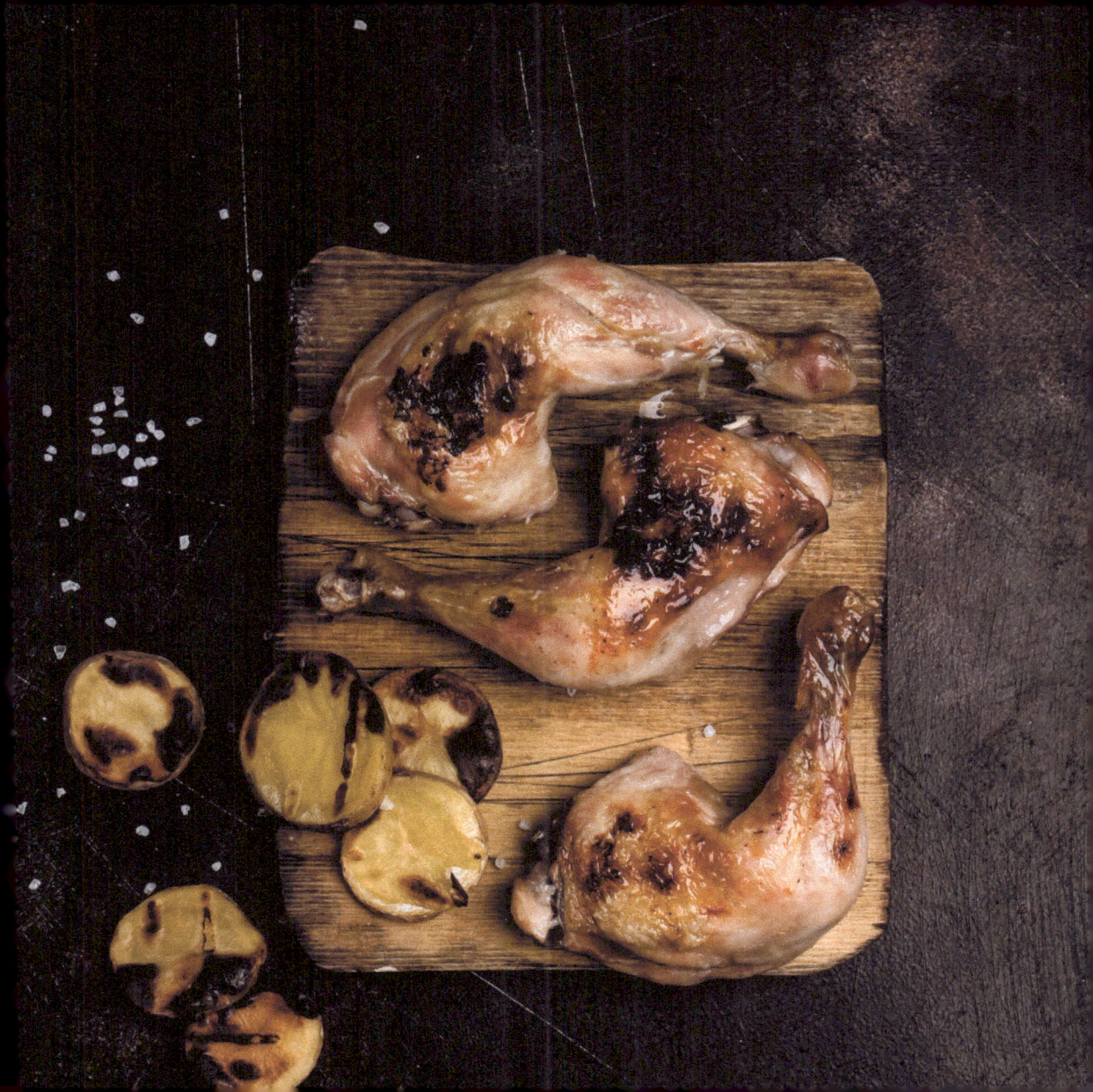

SCHWEINE-LEBER VOM GRILL

Nährwerte pro Portion: 297 kcal, 9 g Kohlenhydrate, 10 g Fett, 41 g Eiweiß

Zubereitungszeit: ca. 15 Minuten, Schwierigkeitsgrad: simpel

Zutaten für 1 Portion:

200 g Schweineleber
2 TL Weizenmehl
1 EL Sherryessig

Pfeffer
Salz

ZUBEREITUNG:

Die Schweineleber mit Pfeffer und Salz verfeinern. Mit Sherryessig einreiben und das Ganze in Mehl wälzen.
Den Grillrost einölen und dann die Schweineleber bei 200 Grad Celsius auf jeder Seite etwa 2 Minuten lang grillen.
Im Anschluss noch einmal für 3 Minuten die indirekte Hitze nutzen.

SCHWEINEFLEISCH IN INGWER-KRUSTE

Nährwerte pro Portion: 382 kcal, 2 g Kohlenhydrate, 21 g Fett, 38 g Eiweiß

Zubereitungszeit: ca. 3 Stunden, Schwierigkeitsgrad: einfach, Ruhezeit: 2 Stunden

Zutaten für 1 Portion:

150 g Schweinefleisch
½ Knoblauchzehe, gerieben
½ TL Ingwer, gerieben
1 EL Pflanzenöl

Saft einer Zitrone
Pfeffer
Salz

ZUBEREITUNG:

Die Knoblauchzehe und den Ingwer schälen und fein reiben. Dann mit dem Pflanzenöl, Zitronensaft, Pfeffer und Salz mischen. Das Schweinefleisch darin einlegen und für 2 Stunden in den Kühlschrank damit.
Das Schweinefleisch scharf angrillen bei 220 Grad Celsius.

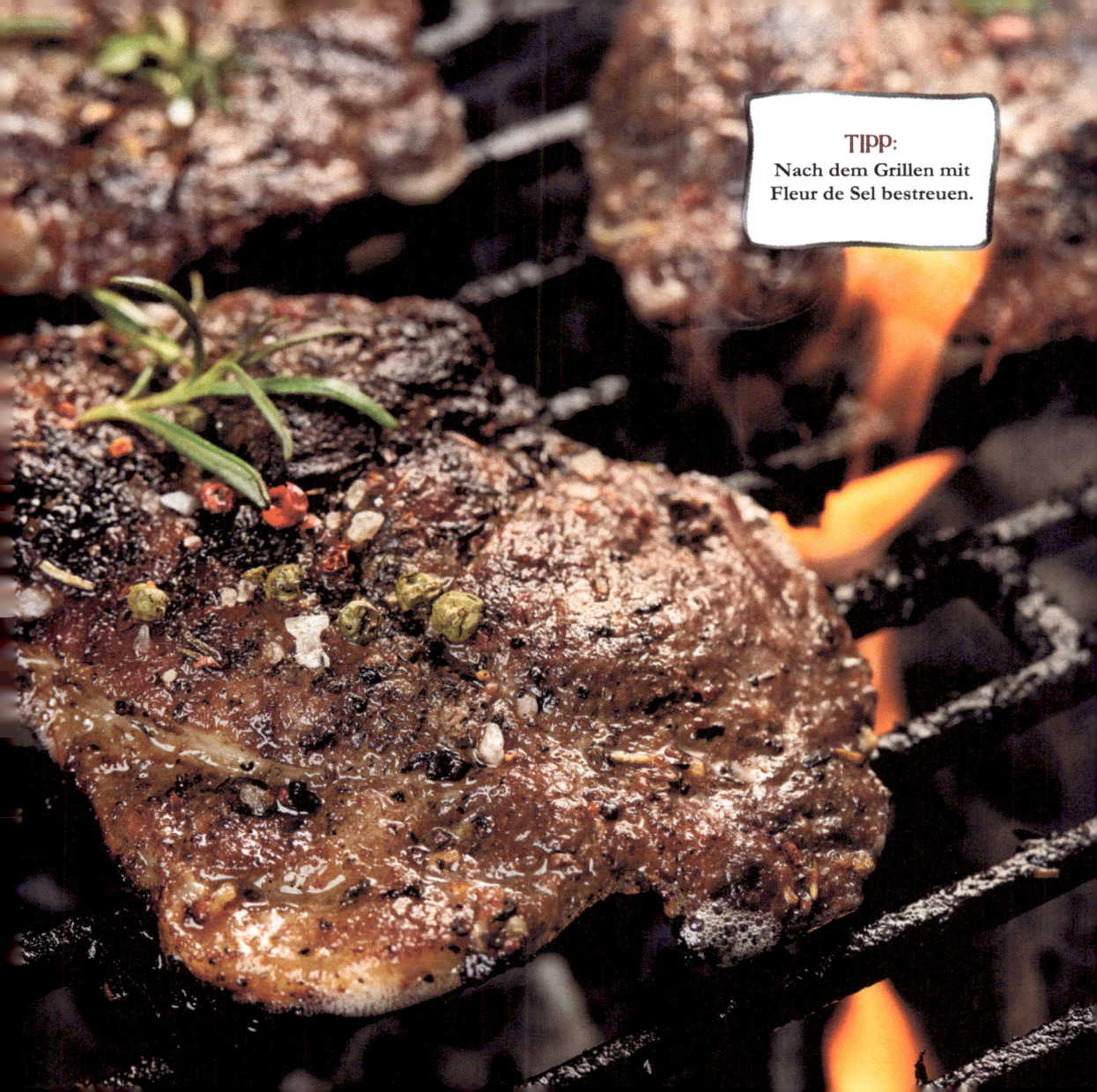

TIPP:
Nach dem Grillen mit
Fleur de Sel bestreuen.

PEPERONI-HÜHNER-SPIESSE

Nährwerte pro Portion: 297 kcal, 8 g Kohlenhydrate, 10 g Fett, 35 g Eiweiß

Zubereitungszeit: ca. 60 Minuten, Schwierigkeitsgrad: einfach

Zutaten für 1 Portion:

150 g Hühnerbrust	½ TL Majoran
2 Peperoni	1 EL Pflanzenöl
1 Paprika, rot	etwas Chilipulver
1 EL Ajvar	etwas Knoblauchpulver
1 Zwiebel	

ZUBEREITUNG:

Die Hühnerbrust in Stücke zerteilen. Dann die Peperoni, die Zwiebel, die Paprika stückeln und das Gemüse wie auch das Fleisch auf Spieße stecken.

Im Anschluss den Ajvar mit dem Majoran, dem Pflanzenöl sowie Chili- und Knoblauchpulver mischen.

Mit dieser Marinade dann die Hühner-Spieße verfeinern und bei 200 Grad Celsius auf dem Grillrost goldbraun garen.

GEGRILLTE ZUNGE VOM KALB

Nährwerte pro Portion: 408 kcal, 18 g Kohlenhydrate, 24 g Fett, 27 g Eiweiß

Zubereitungszeit: ca. 10 Minuten, Schwierigkeitsgrad: simpel, Ruhezeit: 1 Stunde

Zutaten für 1 Portion:

150 g gepökelte Kalbszunge	1 EL Ahornsirup
1 EL Balsamicoessig	1 EL Olivenöl
½ TL Paprikapulver, edelsüß	Pfeffer, grob

ZUBEREITUNG:

Zuerst die Zunge in fünf Millimeter dicke Scheiben schneiden. Anschließend den Balsamicoessig mit dem Olivenöl, dem Ahornsirup sowie dem Paprikapulver mischen.

Die Kalbszungen-Scheiben nun gut eine Stunde in diesem Mix einlegen.

Nachdem alles gut durchgezogen ist, kann die Kalbszunge bei 250 Grad Celsius von jeder Seite 30 Sekunden scharf gegrillt werden. Anschließend noch den groben Pfeffer auf die Kalbszunge geben.

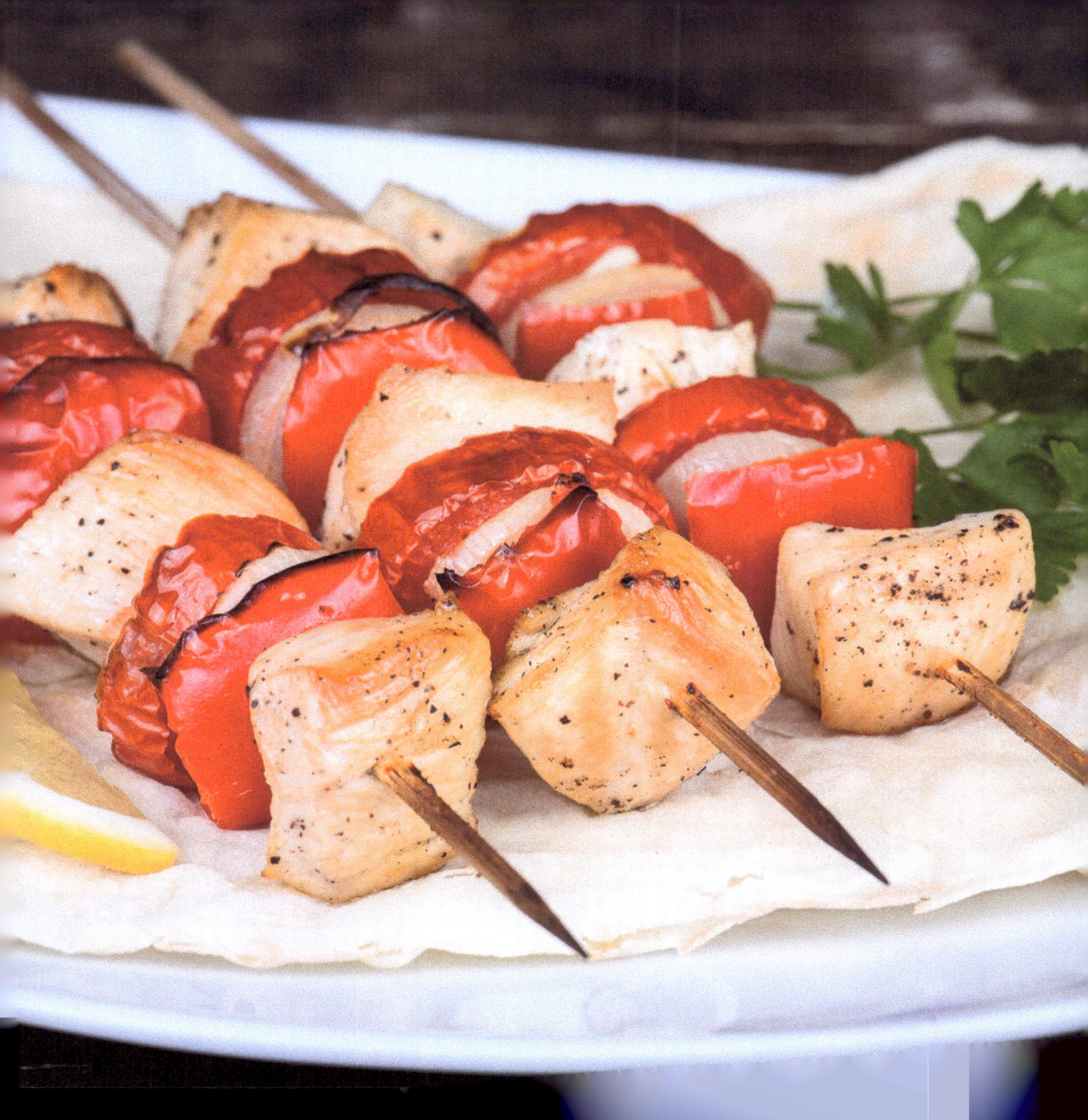

SCHWEINEBAUCH GEFÜLLT

Nährwerte pro Portion: 545 kcal, 22 g Kohlenhydrate, 39 g Fett, 22 g Eiweiß

Zubereitungszeit: ca. 20 Minuten, Schwierigkeitsgrad: einfach

Zutaten für 6 Portionen:

1 kg Schweinebauch	3 Eier
1 EL Rosmarin, gehackt	3 EL Petersilie, gehackt
250 g Knödelbrot	Muskatnuss
1 TL Kümmel, ganz	Pfeffer
100 g Erbsen	Salz

ZUBEREITUNG:

Den Rosmarin und die Petersilie klein hacken. Dann die Schwarte am Fleisch einschneiden und hier einen Tunnel einarbeiten.

Anschließend die Erbsen mit der gehackten Petersilie, dem Knödelbrot und den Eiern mischen. Das Ganze mit Pfeffer, Muskatnuss und Salz verfeinern, dann dieses Gemisch in den Schweinebauch geben.

Den Schweinebauch außen mit dem Kümmel, Rosmarin, Pfeffer und Salz würzen. Zu guter Letzt das Fleisch dann für 2 Stunden bei 200 Grad Celsius auf den Grill legen. Idealerweise wird der Deckel, falls vorhanden, hier geschlossen.

BBQ-SPARERIBS

Nährwerte pro Portion: 367 kcal, 17 g Kohlenhydrate, 17 g Fett, 36 g Eiweiß

Zubereitungszeit: ca. 120 Minuten, Schwierigkeitsgrad: normal

Zutaten für 1 Portion:

2 Schweinerippen	2 EL Honig
1 Flasche Vitamalz	4 EL Sojasoße
1 Flasche Barbecuesoße	

ZUBEREITUNG:

Den Honig mit der Barbecuesoße, der Sojasoße und dem Vitamalz mischen. Diese Marinade dann auf die Rippchen geben und das Ganze eine halbe Stunde ziehen lassen.

Zwischenzeitlich den Grill auf Touren bringen und die Rippchen dann bei 200 Grad Celsius 2 bis 3 Minuten grillen. Anschließend die indirekte Hitze zum Durchgaren nutzen.

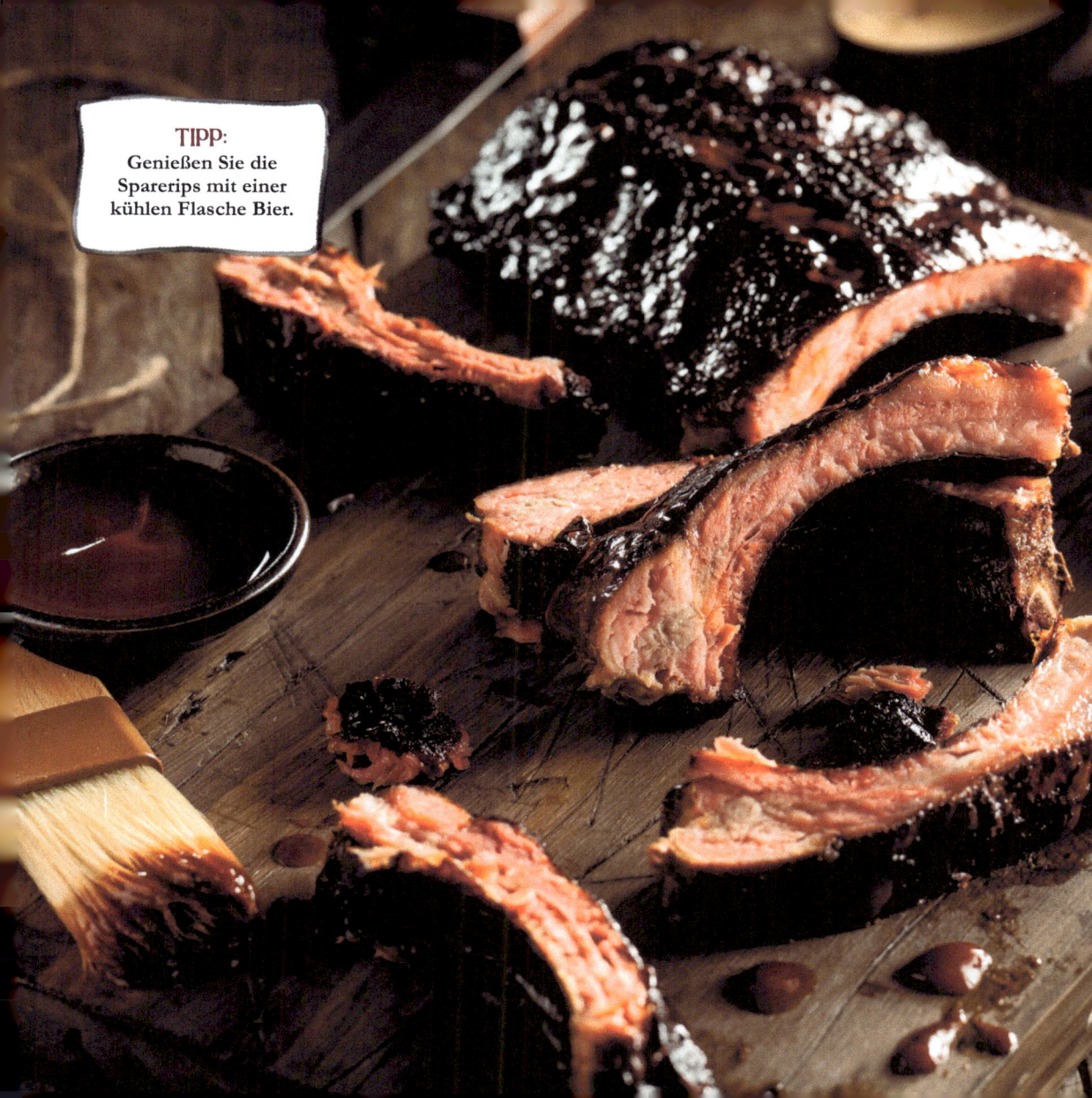

TIPP:
Genießen Sie die
Spareribs mit einer
kühlen Flasche Bier.

HÄHNCHEN-STICKS IM SPECKMANTEL

Nährwerte pro Portion: 392 kcal, 3 g Kohlenhydrate, 14 g Fett, 61 g Eiweiß

Zubereitungszeit: ca. 15 Minuten, Schwierigkeitsgrad: simpel

Zutaten für 1 Portion:

1 Hühnerbrust	1 TL Sahne-Meerrettich
2 Scheiben Speck	Pfeffer
1 EL Senf	

ZUBEREITUNG:

Die Hühnerbrust in circa ein Zentimeter lange Streifen zerteilen. Diese dann kräftig pfeffern.

Jetzt den Senf mit dem Sahne-Meerrettich verrühren und alle Hähnchenstreifen darin marinieren. Im Anschluss diese mit den Speckscheiben ummanteln.

Jetzt dürfen die Sticks bei 200 Grad Celsius für 10 Minuten auf den Grill. Mehrmals wenden.

GEFÜLLTES GRILL-HÄHNCHEN

Nährwerte pro Portion: 2568 kcal, 149 g Kohlenhydrate, 101 g Fett, 249 g Eiweiß

Zubereitungszeit: ca. 15 Minuten, Schwierigkeitsgrad: einfach

Zutaten für 4 Portionen:

1 ganzes Hähnchen	1 EL Petersilie, gehackt
1 EL Schnittlauchringe	300 g Toastbrot ohne Rinde
1 TL Harissa-Gewürz	Selleriesalz
3 Eier	Pfeffer
etwas Muskatnuss	

ZUBEREITUNG:

Vorab das Toastbrot würfeln. Die Petersilie hacken.

Anschließend das Hähnchen kurz abspülen, trocknen und dann mit Selleriesalz, Pfeffer sowie dem Harissa-Gewürz verfeinern.

Jetzt noch die Schnittlauchringe mit den Toast-Würfeln, der Petersilie, den Eiern sowie einer Prise Muskatnuss mischen. Diesen Mix anschließend in das Hähnchen geben.

Das Hähnchen nun 1 Stunde bei 180 Grad Celsius grillen. Es empfiehlt sich, hier den Deckel des Grills zu schließen, wenn einer vorhanden ist.

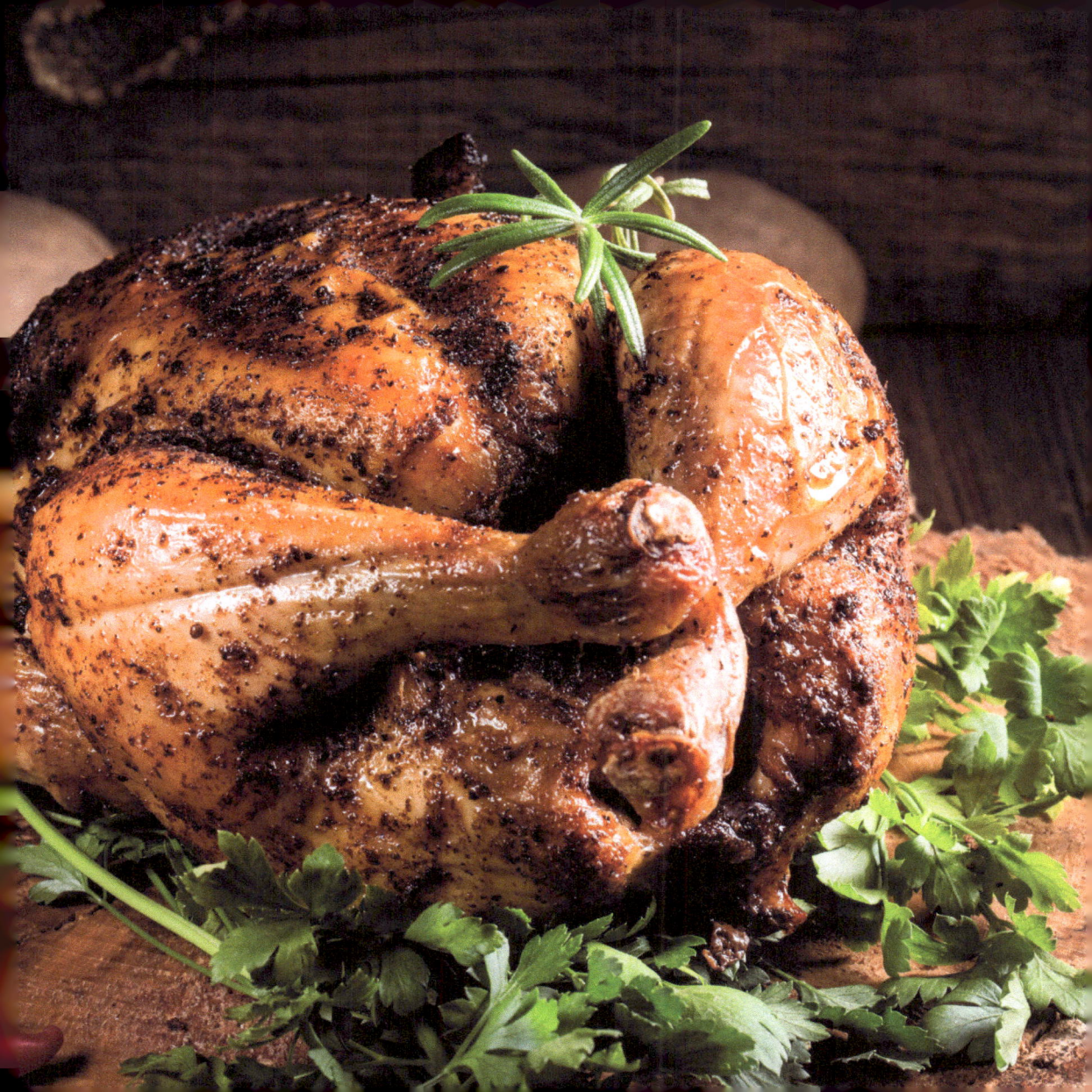

SWITZERLAND-BURGER

Nährwerte pro Portion: 556 kcal, 8 g Kohlenhydrate, 39 g Fett, 38 g Eiweiß

Zubereitungszeit: ca. 15 Minuten, Schwierigkeitsgrad: einfach

Zutaten für 1 Portion:

120 g Rinderhack, mager	½ TL Dijonsenf
1 Lauchzwiebel	1 EL Paniermehl
40 g Emmentaler	1 TL Thymian, gehackt
1 Eigelb	Pfeffer
½ Zwiebel, rot	Salz

ZUBEREITUNG:

Die Lauchzwiebel in feine Ringe schneiden. Die Zwiebel und den Emmentaler klein würfeln.

Nun die Lauchzwiebelringe mit dem Emmentaler, den Zwiebelwürfeln, dem Eigelb, dem Senf, dem Paniermehl und dem Rinderhack gut vermischen. Mit dem Thymian, Pfeffer und Salz verfeinern.

Den Rinderhack-Mix anschließend fünf Minuten ruhen lassen. Aus dem Hack Burger formen und diese bei 200 Grad Celsius für 2 Minuten von beiden Seiten grillen.

GRILL-DATTELN MIT BACON

Nährwerte pro Portion: 281 kcal, 24 g Kohlenhydrate, 14 g Fett, 12 g Eiweiß

Zubereitungszeit: ca. 30 Minuten, Schwierigkeitsgrad: simpel

Zutaten für 1 Portion:

1 EL Frischkäse	5 Datteln
5 Scheiben Bacon, dünn	etwas Ingwer

ZUBEREITUNG:

Zuerst den geschälten Ingwer reiben, anschließend mit dem Frischkäse verrühren.

Nun die Datteln teilen und den Ingwer-Frischkäse-Mix in die Datteln füllen.

Zum Schluss noch die Baconscheiben um die Datteln wickeln und diese dann 4 Minuten lang bei 200 Grad Celsius auf den Grill legen.

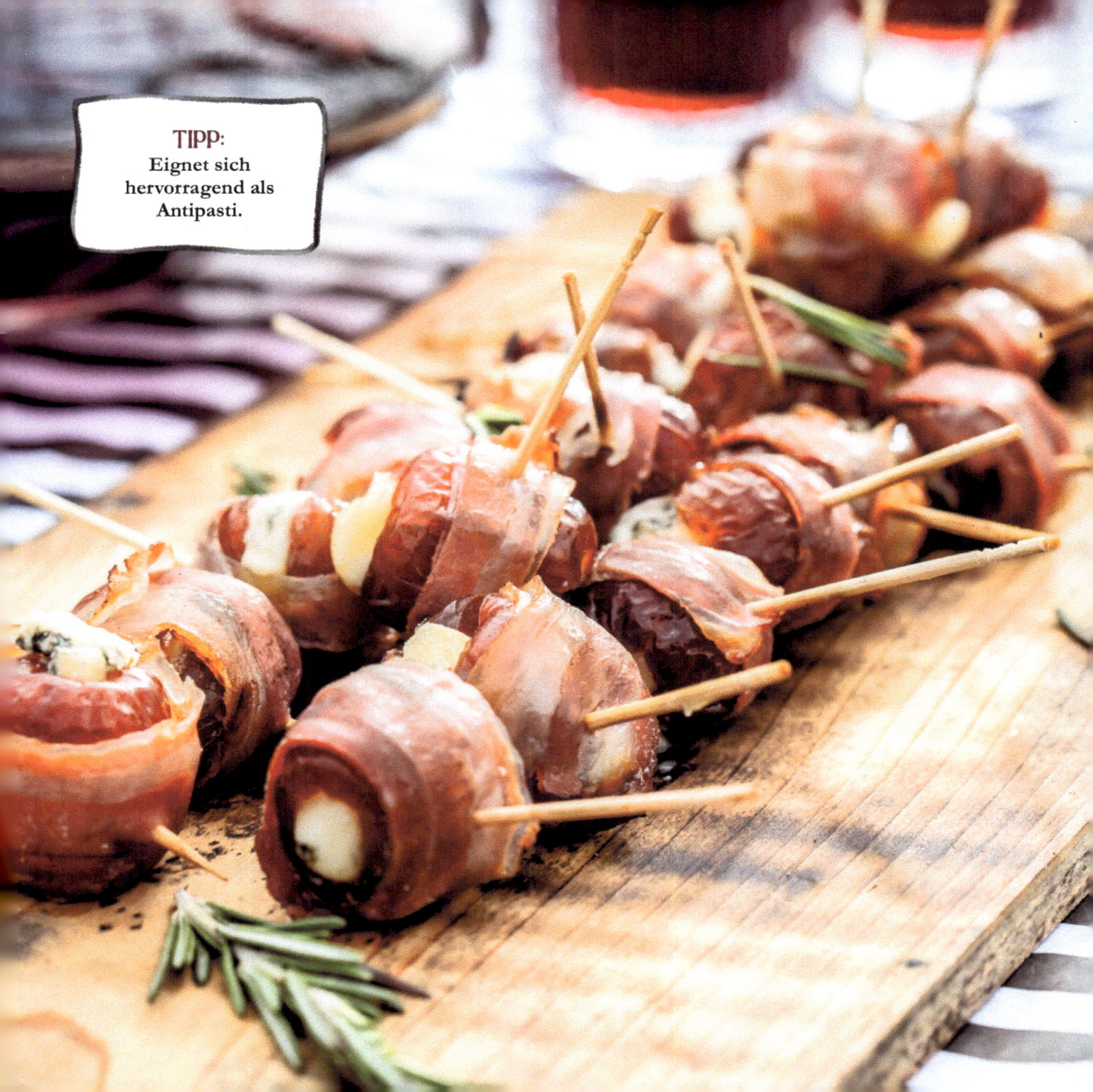

TIPP:
Eignet sich
hervorragend als
Antipasti.

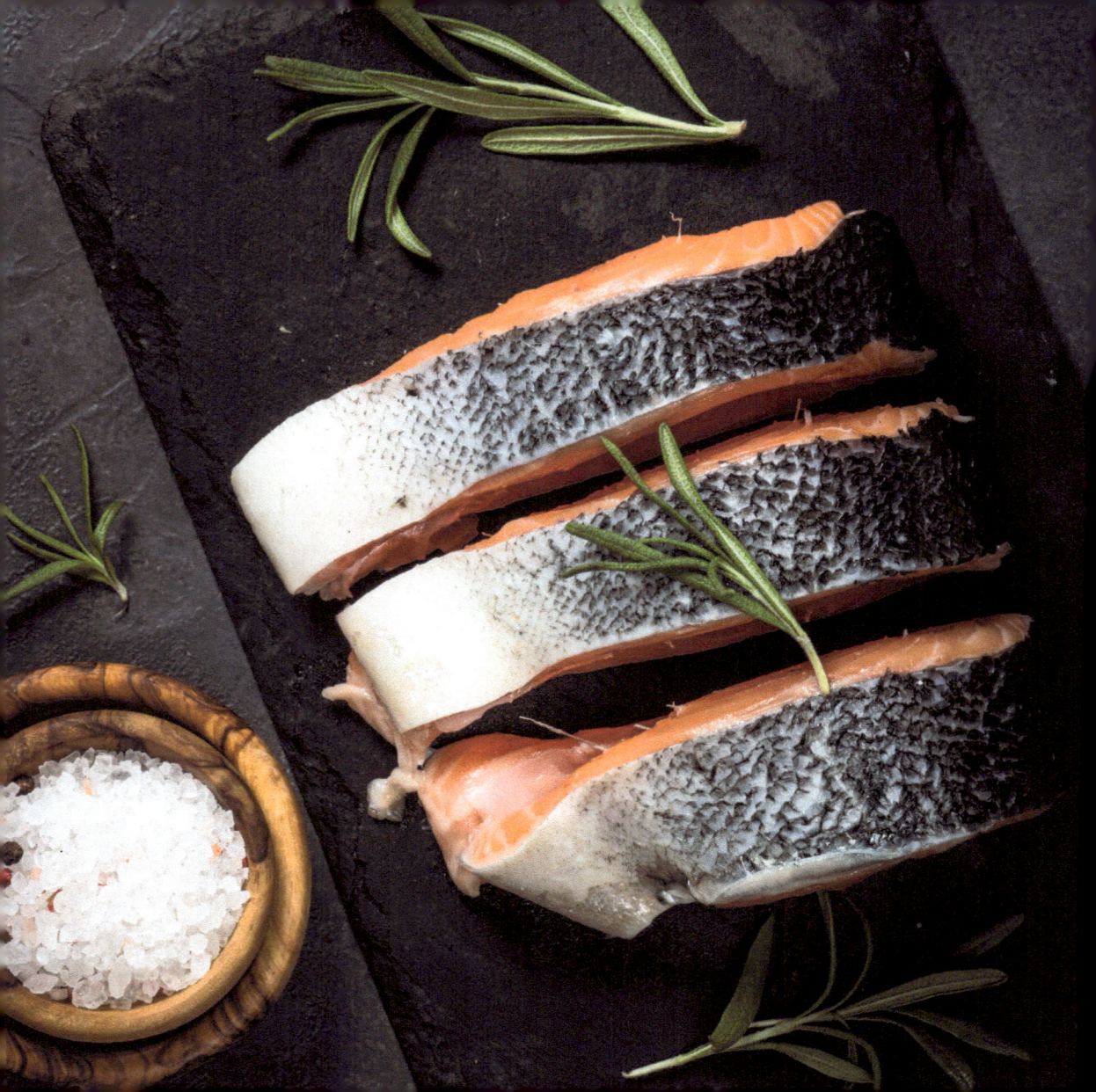

GRILLREZEPTE MIT FISCH & MEERESFRÜCHTEN

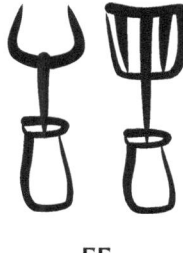

SARDINEN IM KNUSPERMANTEL

Nährwerte pro Portion: 656 kcal, 12 g Kohlenhydrate, 38 g Fett, 61 g Eiweiß

Zubereitungszeit: ca. 15 Minuten, Schwierigkeitsgrad: simpel, Ruhezeit: 15 Minuten

Zutaten für 1 Portion:

250 g küchenfertige Sardinen	½ TL Paprikapulver, edelsüß
2 EL Maismehl	Saft einer Zitrone
1 EL Meersalz, grob	2 EL Butterschmalz (Grillplatte)
1 TL Kapern	1 TL Pfeffer

ZUBEREITUNG:

Die Kapern klein hacken. Die Zitrone auspressen und den Saft mit Paprikapulver, Pfeffer, den gehackten Kapern und Salz vermengen. Hier anschließend die Sardinen hineinlegen, marinieren und eine Viertelstunde durchziehen lassen.
Die Fische im Maismehl wälzen. Jetzt noch das Butterschmalz auf die Grillplatte auftragen und dann die ummantelten Sardinen 5 Minuten knusprig grillen. Zwischendurch ein- bis zweimal wenden.

DORADE MIT KRÄUTERN

Nährwerte pro Portion: 258 kcal, 3 g Kohlenhydrate, 14 g Fett, 30 g Eiweiß

Zubereitungszeit: ca. 15 Minuten, Schwierigkeitsgrad: simpel

Zutaten für 1 Portion:

2 Doradenfilets	1 Chilischote
1 Schalotte	½ Kerbel
1 TL Limettenabrieb	Pfeffer
½ Bund Koriander	Salz

ZUBEREITUNG:

Den Kerbel sowie den Koriander fein hacken. Anschließend die Schalotte in feine Scheiben schneiden und die Chilischote ohne Kerne fein zerteilen.
Jetzt die Filetstücke mit Pfeffer und Salz verfeinern und den Grillrost einölen. Den Fisch bei 200 Grad Celsius für 2 Minuten auf den Grill legen.
Die Kräuter mit dem Limettenabrieb, der Chilischote und der Schalotte mischen. Mit Pfeffer und Salz abschmecken und alles auf die gegrillte Dorade geben.

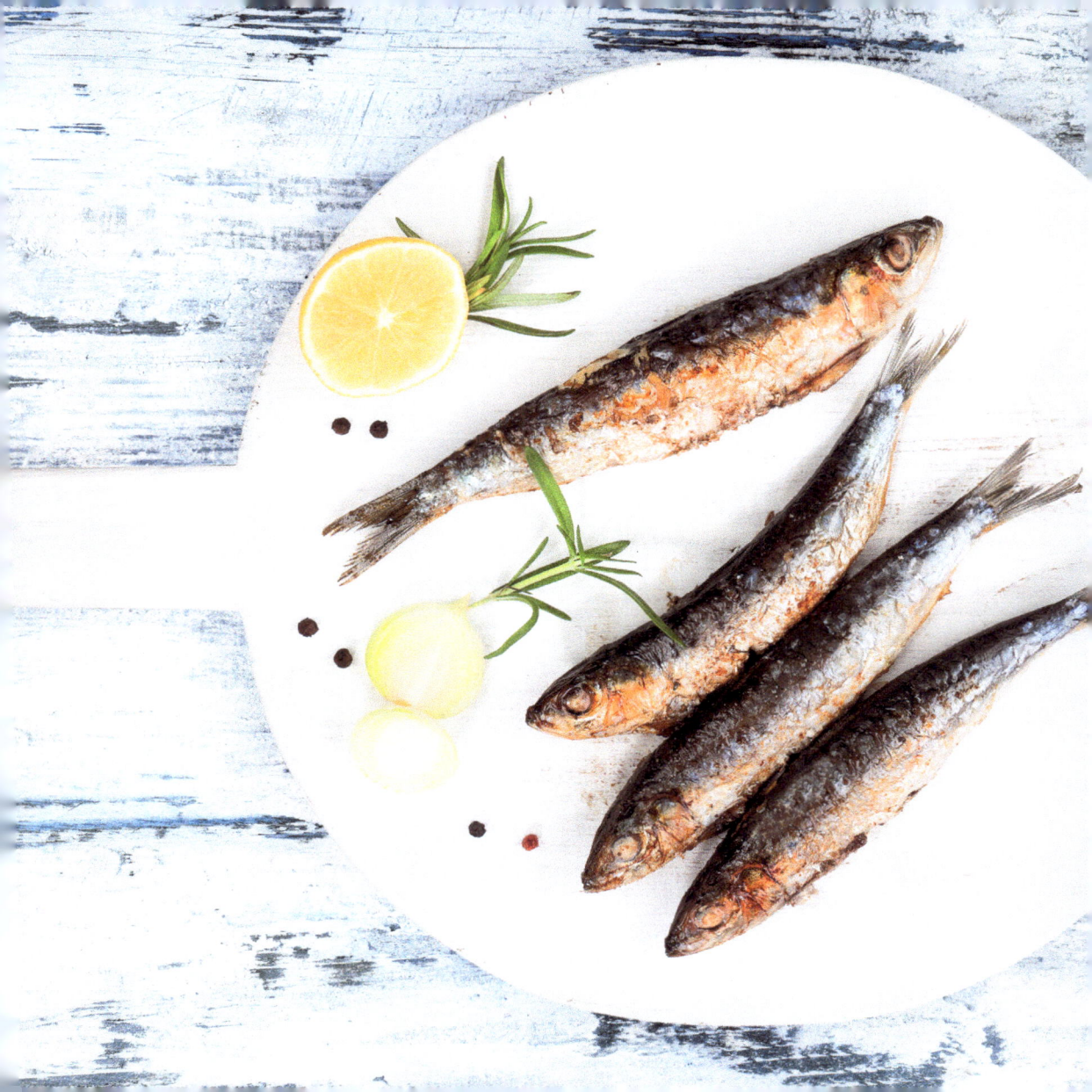

LACHS-STEAK MIT SAUERAMPFER

Nährwerte pro Portion: 659 kcal, 3 g Kohlenhydrate, 42 g Fett, 38 g Eiweiß

Zubereitungszeit: ca. 10 Minuten, Schwierigkeitsgrad: simpel

Zutaten für 1 Portion:

250 g Lachs-Steak	1 EL Olivenöl
Saft von einer ½ Zitrone	Pfeffer
10 g Sauerampfer	Salz

ZUBEREITUNG:

Den Lachs mit Pfeffer und Salz würzen. Den Grillrost mit etwas Öl einpinseln.

Jetzt die Lachs-Steaks von beiden Seiten insgesamt 3 Minuten bei rund 200 Grad Celsius grillen.

Den gegrillten Fisch mit dem Sauerampfer belegen, Zitronensaft und das Olivenöl darüber geben und das Ganze noch einmal mit Salz und Pfeffer abschmecken.

OKTOPUS Á LA ITALIA

Nährwerte pro Portion: 327 kcal, 10 g Kohlenhydrate, 18 g Fett, 29 g Eiweiß

Zubereitungszeit: ca. 15 Minuten, Schwierigkeitsgrad: simpel, Ruhezeit: 5 Minuten

Zutaten für 1 Portion:

150 g Oktopus-Tentakel	Saft einer Zitrone
2 EL Olivenöl	½ TL Fenchelsamen, gemahlen
1 Knoblauchzehe, fein gehackt	Pfeffer, grob
1 Messerspitze gemahlenes	Salz, grob
Lorbeerblatt	

ZUBEREITUNG:

Die Zitrone auspressen, den Saft mit dem Olivenöl, dem Lorbeerblatt, den Fenchelsamen, Pfeffer, Salz und der Knoblauchzehe mischen.

Die Oktopus-Tentakel darin wälzen und das Ganze fünf Minuten ziehen lassen.

Im Anschluss den Oktopus bei 200 Grad Celsius auf den Grillrost legen und circa 10 Minuten, unter mehrmaligem Wenden, grillen.

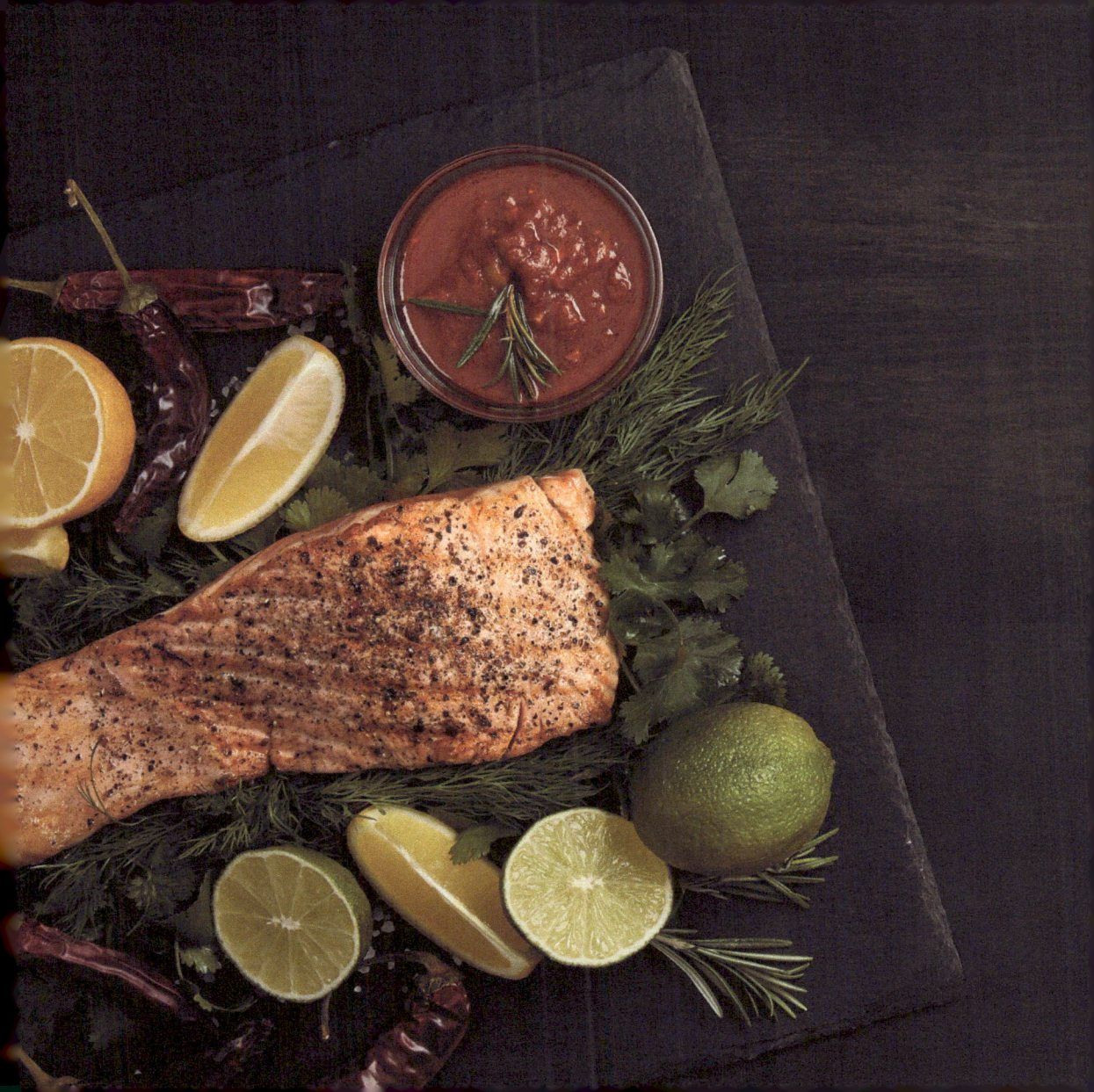

THUNFISCH-STEAK MIT PARMESAN

Nährwerte pro Portion: 458 kcal, 3 g Kohlenhydrate, 27 g Fett, 57 g Eiweiß

Zubereitungszeit: ca. 15 Minuten, Schwierigkeitsgrad: einfach

Zutaten für 1 Portion:

200 g Thunfisch-Steak	½ Bund Basilikum
1 TL Zitronensaft	1 EL Parmesankäse, gerieben
1 EL Sesam, geröstet	Pfeffer
1 EL Sesamöl	Salz

ZUBEREITUNG:

Die Basilikumblätter fein hacken. Den Thunfisch mit Pfeffer sowie Salz verfeinern.

Aus dem Zitronensaft, dem gehackten Basilikum, dem Sesamöl, dem Parmesankäse und dem gerösteten Sesam dann ein Pesto mischen.

Den Thunfisch bei 200 Grad Celsius auf den Grillrost legen und diesen von jeder Seite 90 Sekunden lang grillen. Nach dem ersten „Wendemanöver" das Pesto auf das Thunfisch-Steak streichen.

SEETEUFEL MIT ZITRONENGRAS

Nährwerte pro Portion: 270 kcal, 8 g Kohlenhydrate, 12 g Fett, 28 g Eiweiß

Zubereitungszeit: ca. 30 Minuten, Schwierigkeitsgrad: normal, Ruhezeit: 10 Minuten

Zutaten für 1 Portion:

150 g Seeteufel	4 Shiitakepilze
1 Stange Zitronengras	1 EL Reisessig
1 TL Rohrzucker	1 EL Sesamöl
100 g Lauch	1 EL Sake
1 EL Sojasoße	Chilipulver

ZUBEREITUNG:

Den Lauch und den Seeteufel in gleich große Teile schneiden. Beides anschließend auf das Zitronengras spießen. Die Pilze säubern und ebenfalls auf das Gras schieben.

Aus dem Rohrzucker, der Sojasoße, dem Reisessig, dem Sake und Chilipulver sowie Sesamöl eine Marinade zaubern. Die Zitronengras-Spieße ungefähr zehn Minuten lang darin einlegen.

Bei 200 Grad Celsius auf den Grill geben und gute 3 Minuten grillen.

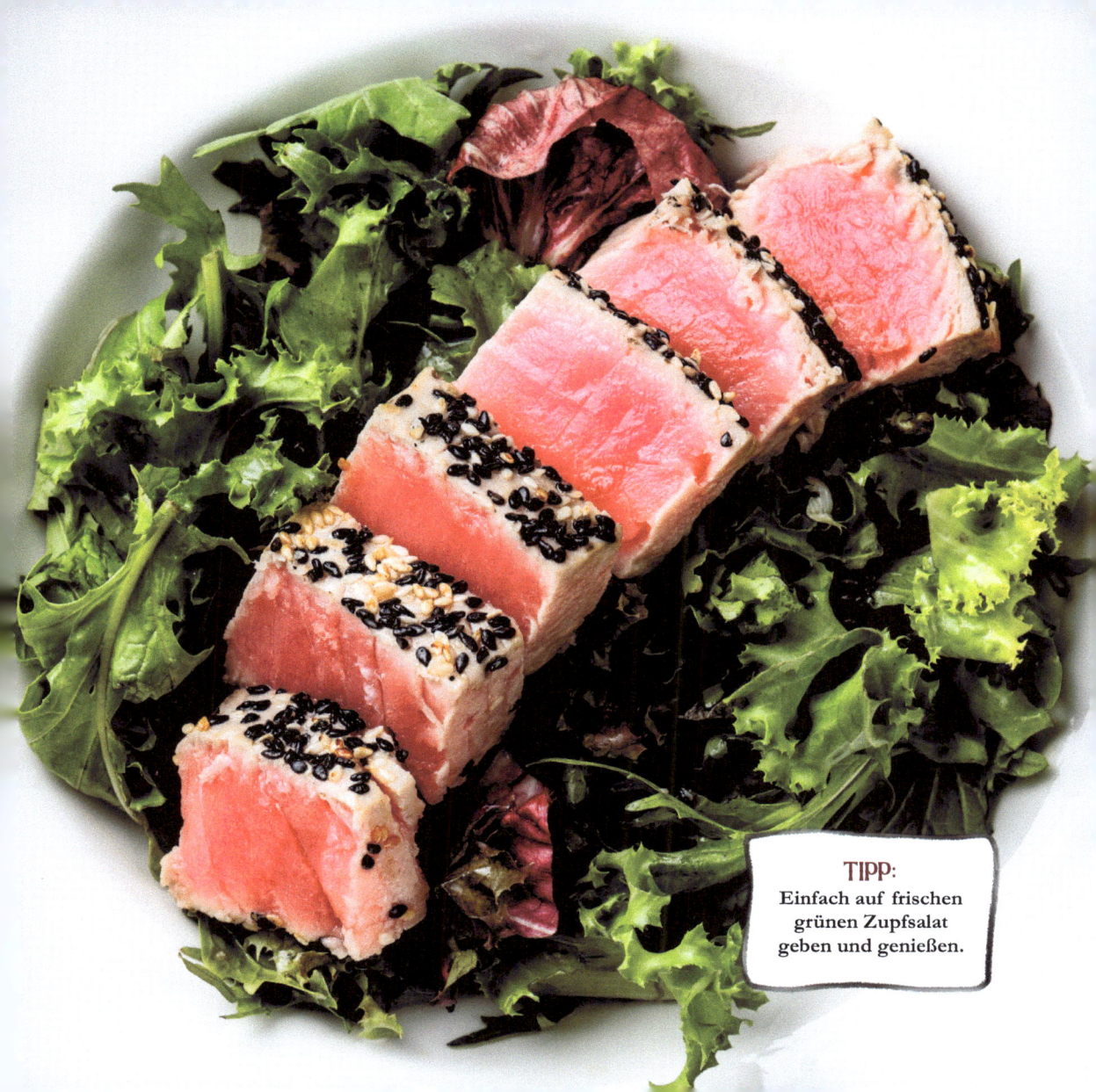

TIPP:
Einfach auf frischen grünen Zupfsalat geben und genießen.

ZANDER IM BANANA-BLATT

Nährwerte pro Portion: 350 kcal, 6 g Kohlenhydrate, 15 g Fett, 45 g Eiweiß

Zubereitungszeit: ca. 40 Minuten, Schwierigkeitsgrad: simpel

Zutaten für 1 Portion:

180 g Zanderfilet
1 Bananenblatt
Saft einer Limette
1 Ingwerstück (3 cm)
50 ml Kokosmilch

100 g Morning Glory (asiatischer Wasserspinat)
1 Zwiebel, rot
1 Chilischote
Pfeffer
Salz

ZUBEREITUNG:

Die Zwiebel und den Ingwer schälen und in dünne Scheiben schneiden. Anschließend die Kerne aus der Chilischote entfernen und die Schote fein hacken. Den asiatischen Wasserspinat in kleine Stücke zupfen.
Den Zander auf das Bananenblatt legen, Chili, Ingwer- und Zwiebelscheiben sowie den asiatischen Wasserspinat darauf verteilen.
Die Kokosmilch sowie den Limettensaft darüber gießen und das Ganze mit Pfeffer und Salz verfeinern. Zu guter Letzt das Bananenblatt mit Hilfe eines Zahnstochers schließen.
20 Minuten bei 160 Grad Celsius grillen.

GRILL-BUTTERFISCH

Nährwerte pro Portion: 158 kcal, 2 g Kohlenhydrate, 8 g Fett, 6 g Eiweiß

Zubereitungszeit: ca. 30 Minuten, Schwierigkeitsgrad: einfach

Zutaten für 4 Portionen:

700 g Butterfischfilet, küchenfertig
1 Limette
1 EL Paprikapulver, edelsüß

4 EL Sojasoße, dunkel
1 EL Fleur de Sel (Gewürzmischung)
2 EL Zucker, braun

ZUBEREITUNG:

Die Limette abreiben und den Saft auspressen. Im Anschluss den Limettenabrieb sowie den Saft mit der Sojasoße, dem braunen Zucker, dem Paprikapulver und dem Fleur de Sel mischen. Den Limetten-Mix dann auf den Butterfisch geben und diesen auf den Drehspieß stecken. Jetzt den Fisch 25 Minuten bei 180 Grad, indirekter Hitze, grillen.

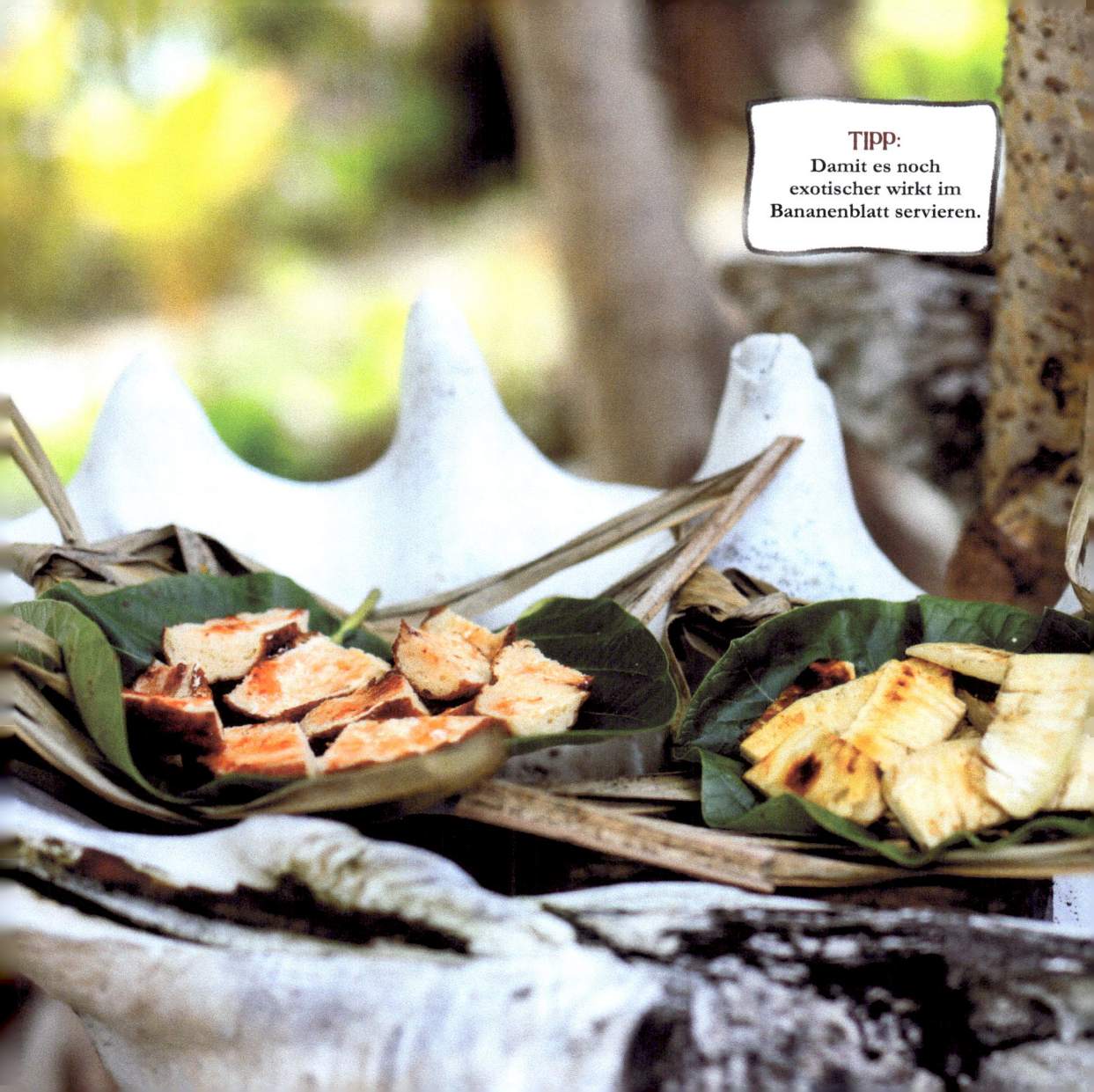

TIPP:
Damit es noch
exotischer wirkt im
Bananenblatt servieren.

BLACK TIGER GARNELEN MIT ZITRONE

Nährwerte pro Portion: 178 kcal, 2 g Kohlenhydrate, 2 g Fett, 26 g Eiweiß

Zubereitungszeit: ca. 60 Minuten, Schwierigkeitsgrad: normal, Ruhezeit: 30 Minuten

Zutaten für 2 Portionen:

20 Black Tiger Garnelen, geschält	½ EL Chilisoße, scharf
1 Limette	2 EL Koriander
1 EL Honig	2 Knoblauchzehen
3 EL Zitronensaft	1 EL Ingwer, frisch
1 EL Sojasoße	

ZUBEREITUNG:

Die Knoblauchzehen schälen und durch eine Knoblauchpresse drücken. Den Ingwer reiben und den frischen Koriander klein hacken.

Den Knoblauch mit dem Ingwer, dem frischen Koriander, der scharfen Chilisoße, der Sojasoße, dem Zitronensaft und dem Honig mischen und gut verrühren. Die Black Tiger Garnelen eine halbe Stunde in dieser Marinade einlegen. Die Limette abspülen und in Viertelstücke zerteilen. Dann die Limetten und die Shrimps auf einen Doppelspieß stecken und diese 3 Minuten von jeder Seite bei 220 Grad Celsius grillen.

SPIESSIGE ANANAS-GARNELEN

Nährwerte pro Portion: 280 kcal, 10 g Kohlenhydrate, 12 g Fett, 31 g Eiweiß

Zubereitungszeit: ca. 30 Minuten, Schwierigkeitsgrad: einfach

Zutaten für 1 Portion:

4 Garnelen, ohne Schale, ohne Kopf	1 TL Limettensaft
1 TL Currypulver	Pfeffer
3 Ananasstücke	Salz
1 EL Olivenöl	

ZUBEREITUNG:

Die Ananas von ihrem Grün und vom Strunk trennen und drei Ananasstücke herausschneiden. Diese dann im Wechsel mit den Garnelen auf Spieße stecken.

Im Anschluss, sowohl die Ananasstücke, als auch die Garnelen mit dem Olivenöl und dem Limettensaft beträufeln und das Ganze dann mit Currypulver, Pfeffer und Salz bestreuen.

Jetzt die spießigen Ananas-Garnelen auf den Grill geben. Diese werden 90 Sekunden lang bei 200 Grad Celsius gegrillt.

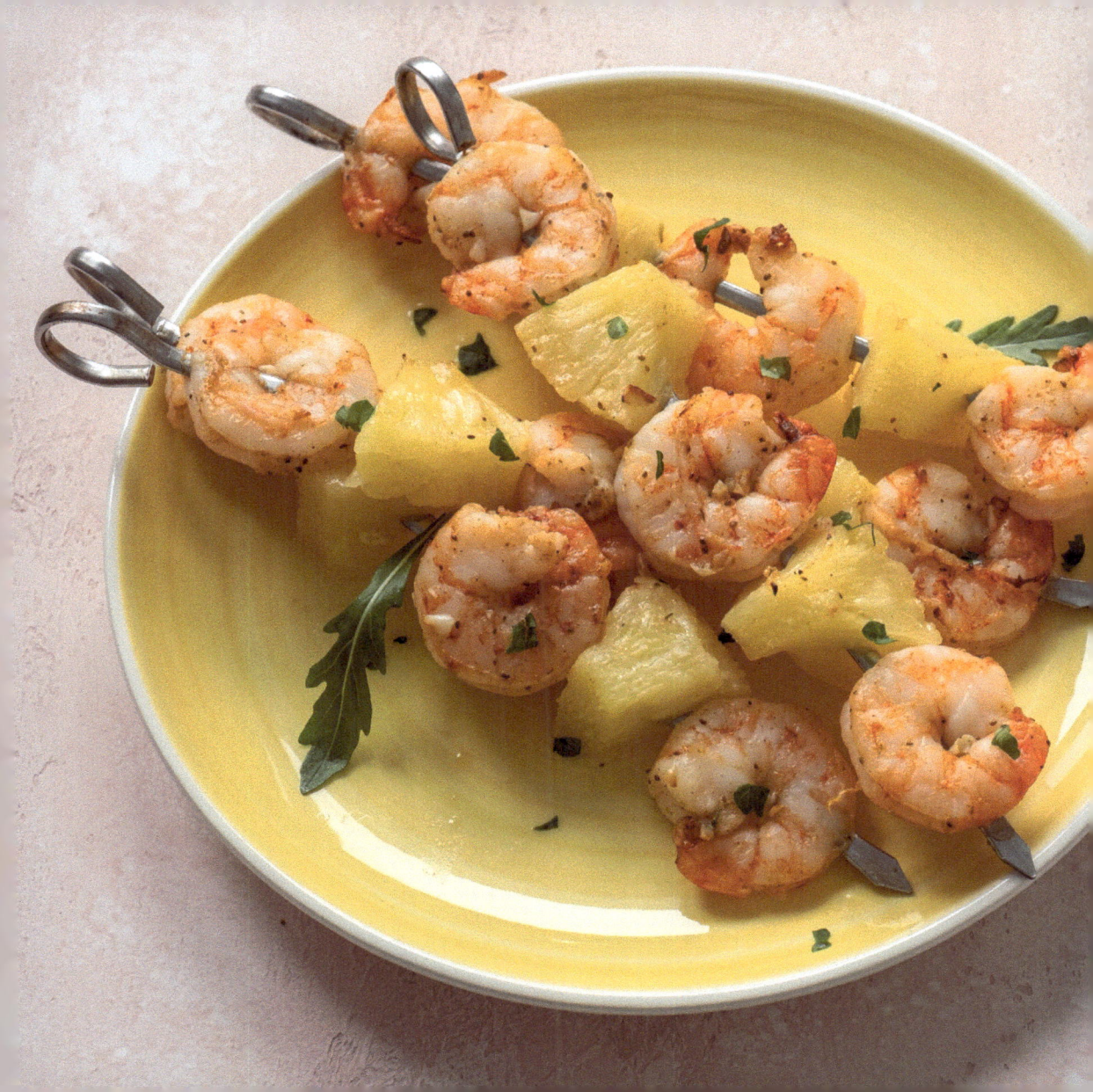

GRILL-MUSCHELN

Nährwerte pro Portion: 200 kcal, 5 g Kohlenhydrate, 8 g Fett, 22 g Eiweiß

Zubereitungszeit: ca. 30 Minuten, Schwierigkeitsgrad: einfach

Zutaten für 1 Portion:

200 g Jakobsmuscheln, ohne Schale	Selleriesalz
1 EL Chiliöl	Zitronenpfeffer
1 TL Maismehl	1 EL Kresse
Saft von ½ Zitrone	Olivenöl

ZUBEREITUNG:

Zuerst die Jakobsmuscheln mit Selleriesalz und Zitronenpfeffer verfeinern. Dann das Muschelfleisch im Maismehl wälzen.

Dieses anschließend auf den Grill legen. Bei 200 Grad Celsius werden die Jakobsmuscheln jetzt lediglich 1 Minute auf jeder Seite gegrillt.

Im Anschluss diese dann noch mit Olivenöl und Zitronensaft beträufeln, abschließend mit der frischen Kresse garnieren.

GRILL-FORELLE MIT KNOBLAUCH

Nährwerte pro Portion: 329 kcal, 7 g Kohlenhydrate, 15 g Fett, 36 g Eiweiß

Zubereitungszeit: ca. 30 Minuten, Schwierigkeitsgrad: einfach

Zutaten für 1 Portion:

2 Forellenfilets	1 TL Mehl
1 EL Olivenöl	Pfeffer
½ TL Thymian, frisch	Salz
2 Knoblauchzehen	

ZUBEREITUNG:

Zuerst einmal die Fischfiletstücke mit Pfeffer und Salz bestreuen. Danach die Hautseite ins Mehl drücken.

Anschließend die Knoblauchzehen schälen und diese feinhacken. Den Thymian vom Stiel zupfen, mit dem Knoblauch und dem Olivenöl vermischen.

Jetzt die Innenseite der Forellenfilets mit dem Knoblauch-Mix einpinseln.

Bevor der Fisch auf den Grill kommt, noch das Rost einölen. Dann die Forellenfiletstücke mit der Haut zuerst auf den Grillrost legen. Bei 200 Grad Celsius werden diese jetzt 5 bis 10 Minuten gegrillt, den Fisch zwischendurch immer wieder mit dem Knoblauch-Mix bestreichen.

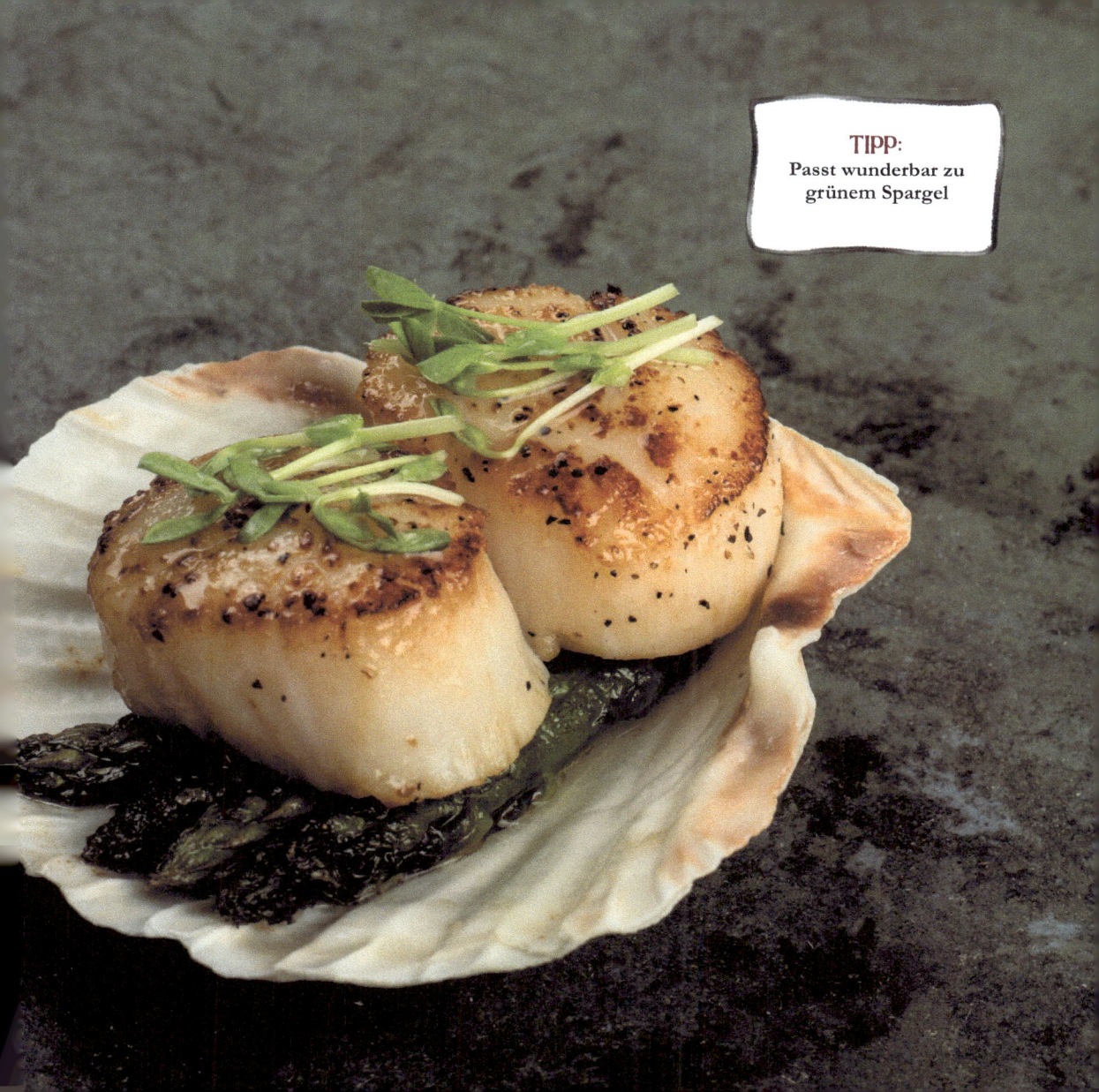

TIPP:
Passt wunderbar zu
grünem Spargel

GRILL-LACHS PLUS SAHNESOSSE

Nährwerte pro Portion: 258 kcal, 15 g Kohlenhydrate, 12 g Fett, 18 g Eiweiß

Zubereitungszeit: ca. 30 Minuten, Schwierigkeitsgrad: normal

Zutaten für 2 Portionen:

2 Lachsfilets	1 Knoblauchzehe
60 ml saure Sahne	etwas Zitronenabrieb
1 TL Dill	Pfeffer
2 EL Olivenöl	Meersalz
1 EL Zitronensaft	
½ Zwiebel	

ZUBEREITUNG:

Zuerst die Zwiebel und die Knoblauchzehe schälen und fein würfeln. Jetzt noch die Zitrone abreiben, alle drei Zutaten mit dem Zitronensaft und Dill vermengen.

Anschließend noch das Olivenöl zu der Mischung gießen und das Ganze mit Salz sowie Pfeffer verfeinern. Die Hälfte der Marinade nun noch mit der sauren Sahne verrühren.

Die Lachsfilets mit Pfeffer sowie Meersalz bestreuen und dann mit der Marinade, in der sich keine saure Sahne befindet, bestreichen.

Zu guter Letzt den Lachs bei 160 Grad Celsius lediglich 5 Minuten auf den Grillrost legen. Danach den Lachs mit der Sahnesoße genießen.

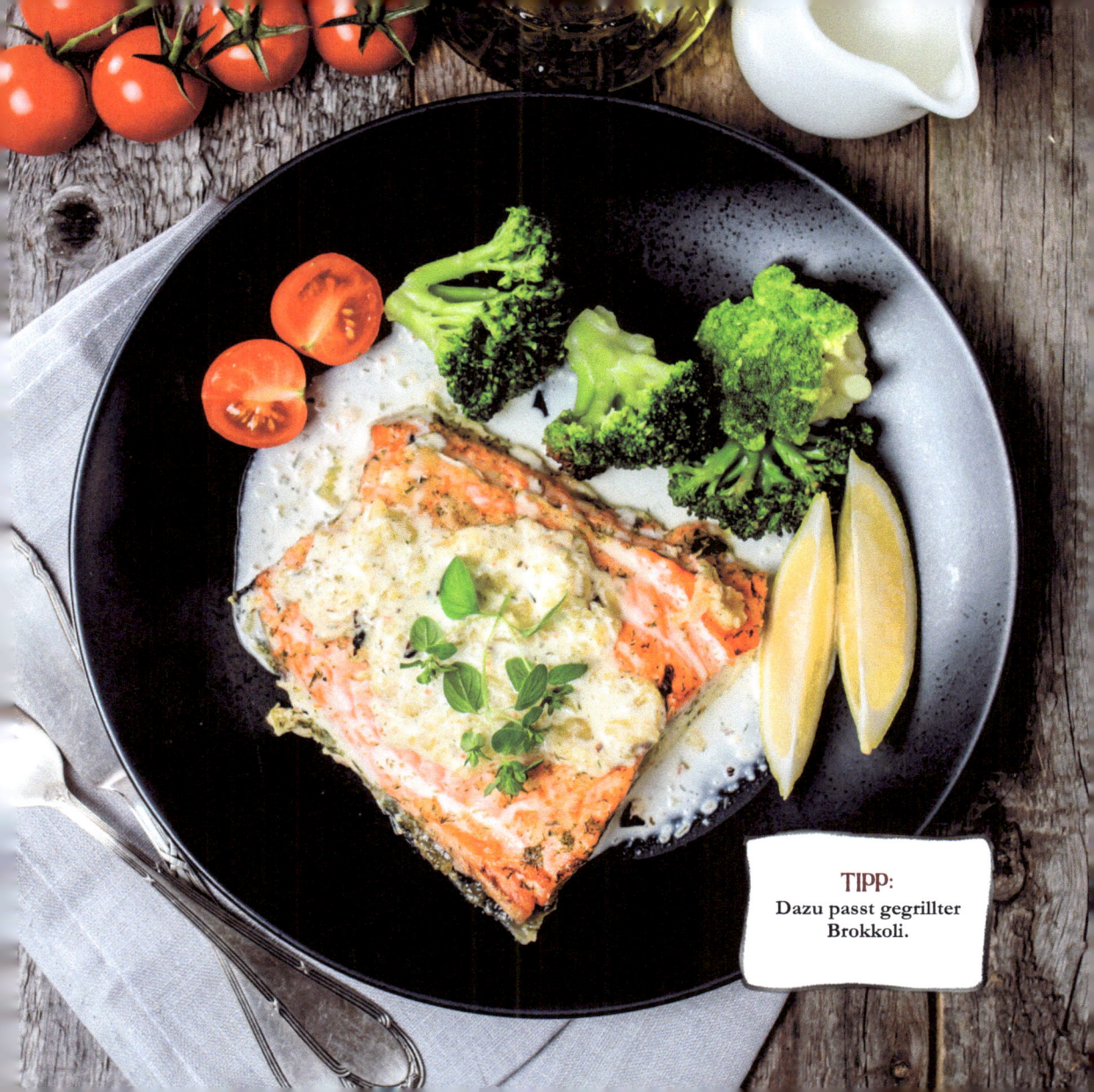

TIPP:
Dazu passt gegrillter Brokkoli.

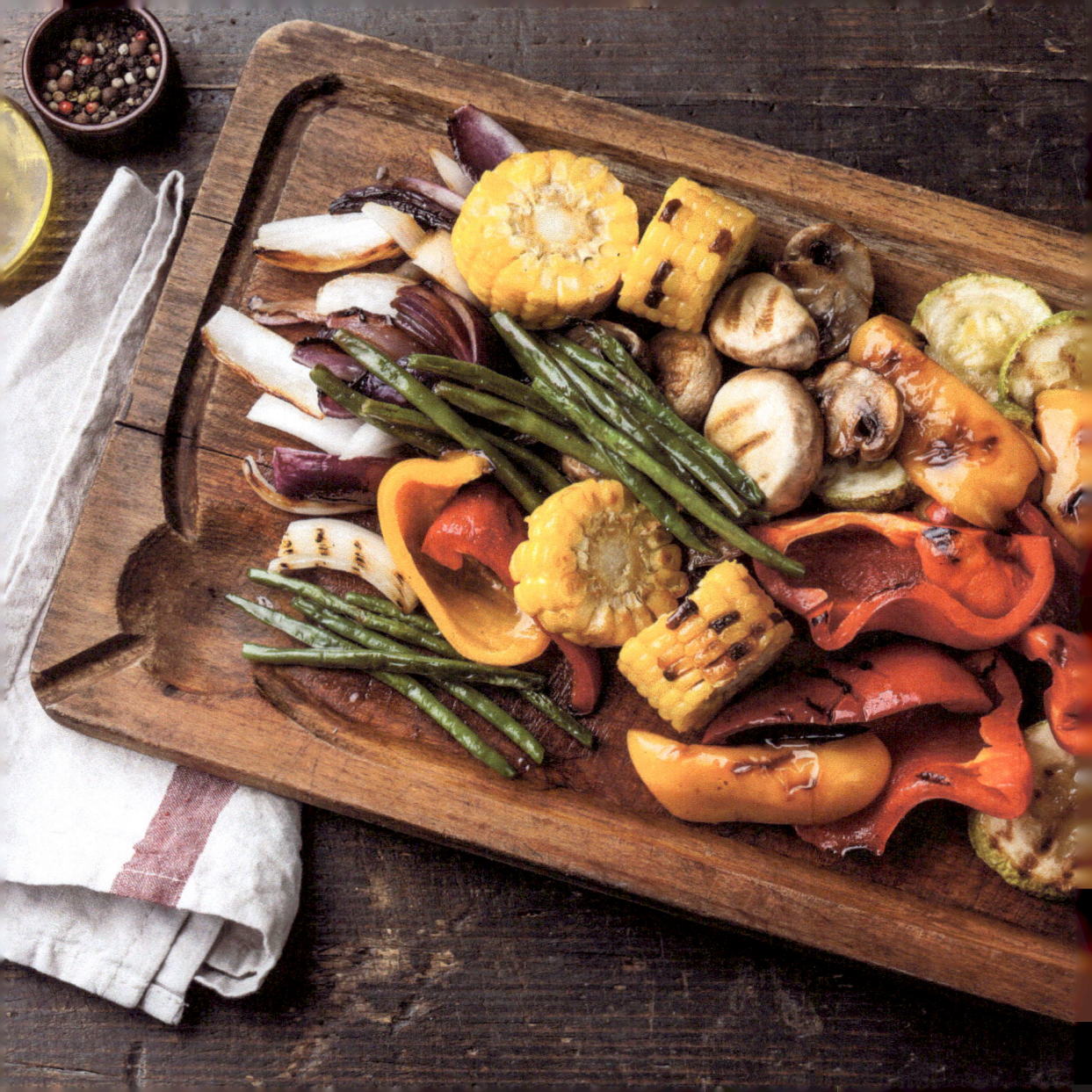

GRILLREZEPTE VEGETARISCH

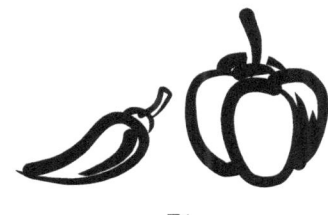

OLIVEN-MAIS-SPIESSE

Nährwerte pro Portion: 155 kcal, 22 g Kohlenhydrate, 4 g Fett, 6 g Eiweiß

Zubereitungszeit: ca. 40 Minuten, Schwierigkeitsgrad: einfach

Zutaten für 1 Portion:

1 TL Limettensaft
120 g Babymais
4 Knoblauchzehen
8 Oliven, groß, entsteint

1 Messerspitze Chilipulver
1 TL Garam Masala
Pfeffer
Salz

ZUBEREITUNG:

Die Knoblauchzehen schälen, ansonsten bleiben diese ganz.

Jetzt den Babymais mit den Knoblauchzehen und den Oliven auf einen Spieß stecken.

Aus dem Limettensaft, dem Chilipulver, Pfeffer, Garam Masala sowie Salz eine Marinade zaubern und die Spieße in dieser einlegen.

Bei 180 Grad Celsius die Oliven-Mais-Spieße dann auf dem Grillrost platzieren und diese 15 Minuten grillen.

GEGRILLTER LINSENBURGER

Nährwerte pro Portion: 371 kcal, 57 g Kohlenhydrate, 3 g Fett, 27 g Eiweiß

Zubereitungszeit: 30 Minuten, Schwierigkeitsgrad: einfach

Zutaten für 1 Portion:

100 g Linsen, rot
½ TL Rosmarin, gehackt
½ TL Thymian
1 Messerspitze Kümmel, gemahlen
1 Knoblauchzehe
1 Lauchzwiebel

½ TL Ingwer, gerieben
1 EL Mandelmehl
1 EL Maismehl
Pfeffer
Salz

ZUBEREITUNG:

Vorab die Linsen, nach Packungsanleitung, garen. Den Ingwer und die Knoblauchzehe schälen und fein hacken. Die Lauchzwiebel säubern und in kleine Stücke schneiden.

Die Linsen jetzt abgießen und grob zerquetschen. Diese dann mit allen anderen Zutaten gut vermengen und anschließend aus der Masse Hamburger formen. Bei 200 Grad Celsius von jeder Seite 3 Minuten grillen.

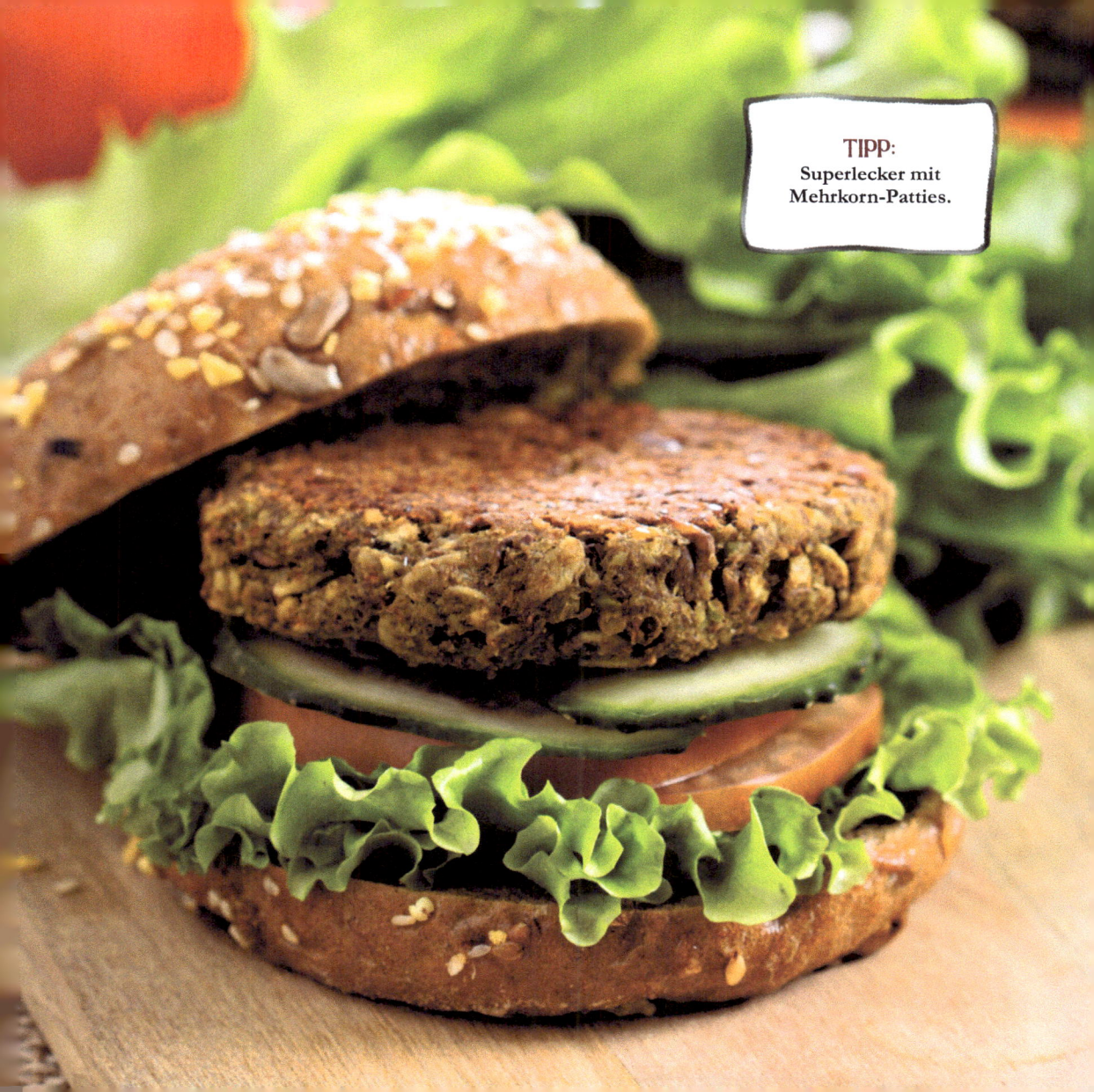

TIPP:
Superlecker mit
Mehrkorn-Patties.

GRILL-KNOBLAUCH-TOMATEN

Nährwerte pro Portion: 125 kcal, 5 g Kohlenhydrate, 10 g Fett, 2 g Eiweiß

Zubereitungszeit: ca. 15 Minuten, Schwierigkeitsgrad: simpel

Zutaten für 4 Portionen:

4 Fleischtomaten	20 g Parmesankäse, gerieben
2 Thymianzweige	2 EL Rapsöl
1 Knoblauchzehe	1 EL Olivenöl

ZUBEREITUNG:

Die Fleischtomaten säubern, den Stiel lösen und diese dann in der Mitte einmal teilen. Die Schnittflächen mit Olivenöl bestreichen.

Jetzt den Knoblauch schälen, zerkleinern und kurz in einer Pfanne mit Öl andünsten. Diesen dann über die Tomaten verteilen.

Zu guter Letzt die Tomaten mit ihrer Schnittfläche nach unten gute 3 Minuten bei 180 Grad Celsius auf den Grillrost legen. Danach das Ganze mit dem Thymian als auch mit dem Parmesankäse verfeinern.

GRILL-KARTOFFELN PLUS KÄSESOSSE

Nährwerte pro Portion: 367 kcal, 51 g Kohlenhydrate, 14 g Fett, 8 g Eiweiß

Zubereitungszeit: ca. 30 Minuten, Schwierigkeitsgrad: einfach

Zutaten für 4 Portionen:

600 g Kartoffeln, klein	2 EL Petersilie
50 g Blauschimmelkäse	1 TL Dijonsenf
4 EL Mayonnaise	¼ TL Pfeffer, schwarz
1 EL Olivenöl	1 TL Salz
1 TL Thymian	½ TL Zucker
4 EL Schmand	

ZUBEREITUNG:

Die kleinen Kartoffeln an verschiedenen Stellen mit einer Gabel einstechen. Diese dann mit Olivenöl bestreichen und mit Salz bestreuen. Jetzt die Kartoffeln bei 200 Grad Celsius, am besten im geschlossenen Grill in einer Auflaufform, rund 20 Minuten garen.

Zwischenzeitlich den Schmand mit der Mayonnaise, dem Zucker sowie dem Pfeffer und dem Senf verrühren. Dann noch Petersilie und Thymian, beides gehackt, unter die Soße heben. Anschließend den zerbröselten Blauschimmelkäse dazugeben.

Nach den 20 Minuten müssen die Kartoffeln jetzt noch 8 bis 10 Minuten mittels indirekter Hitze gegrillt werden. Im Anschluss können sie mit der Käsesoße angerichtet werden.

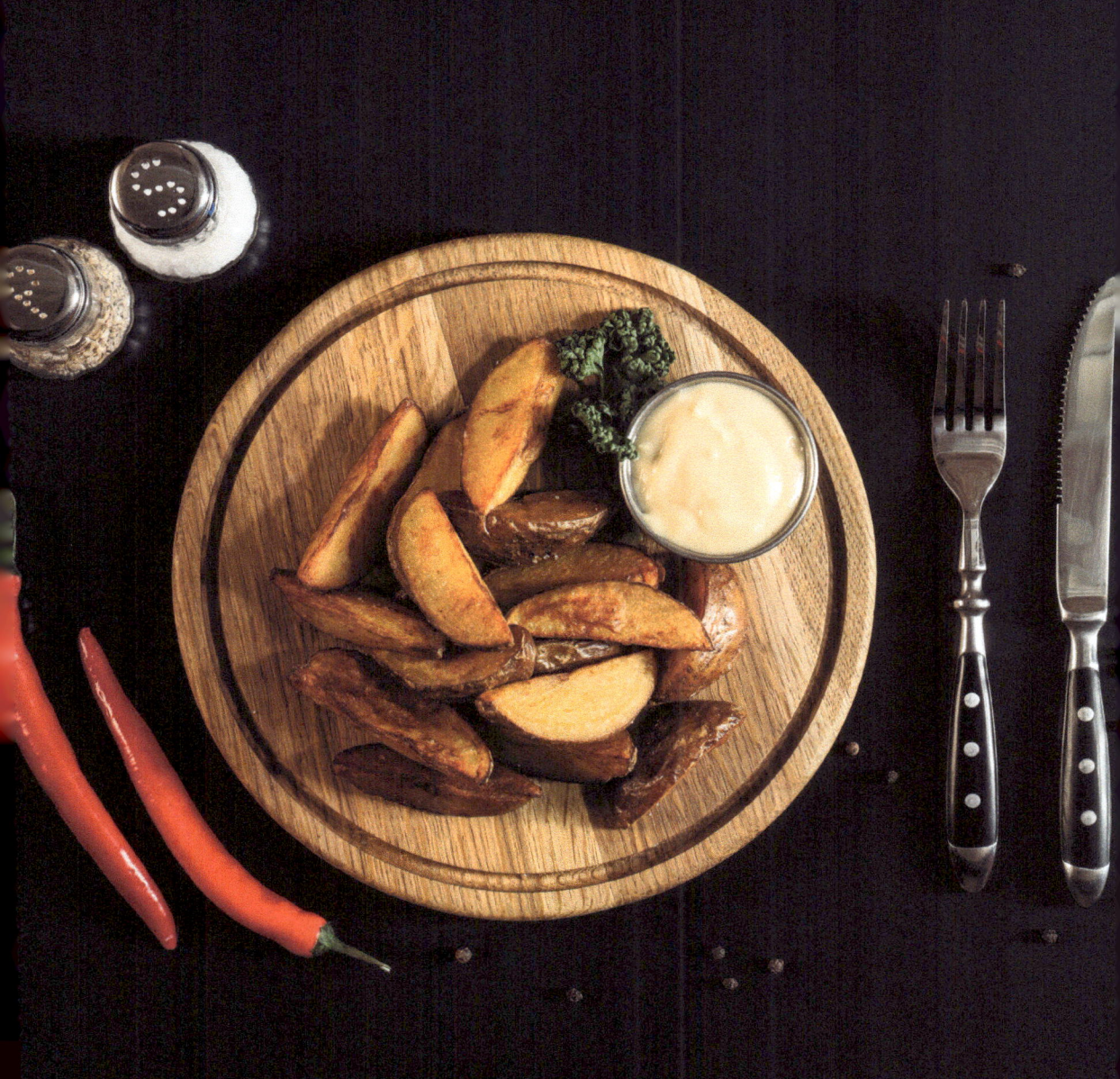

GRILL-SPARGEL MIT ZITRUS-MIX

Nährwerte pro Portion: 344 kcal, 21 g Kohlenhydrate, 18 g Fett, 21 g Eiweiß

Zubereitungszeit: ca. 30 Minuten, Schwierigkeitsgrad: einfach

Zutaten für 4 Portionen:

700 g Spargel, grün	½ TL Zucker
1 Knoblauchzehe	½ TL Dijonsenf
100 ml Olivenöl	Pfeffer
Zitronenabrieb	Salz
Zitronensaft	

ZUBEREITUNG:

Den Spargel säubern und die harten Enden abschneiden. Diese dann mit dem Olivenöl bestreichen sowie mit Pfeffer und Salz würzen.

Jetzt die Knoblauchzehe schälen, klein hacken und mit einem Viertel Teelöffel Salz, einem Viertel Teelöffel Pfeffer, dem Zucker, dem Senf sowie Zitronenabrieb und Zitronensaft mischen. Nun eine flache, feuerfeste Form auf den Grill stellen, etwas Öl hineingeben und mit dem Spargel füllen. Das Ganze wird jetzt bei 200 Grad Celsius rund 6 Minuten gegrillt. Danach die Marinade darüber geben.

Tipp: Nach dem Grillen mit Cocktailtomaten und Feta mischen.

GEFÜLLTE GRILL-AUBERGINEN

Nährwerte pro Portion: 319 kcal, 36 g Kohlenhydrate, 12 g Fett, 13 g Eiweiß

Zubereitungszeit: ca. 40 Minuten, Schwierigkeitsgrad: einfach

Zutaten für 1 Portion:

1 Kartoffel, klein	80 g Bohnen aus der Dose, weiß
1 Aubergine, klein	20 g Möhren
50 g Kräuterfrischkäse	etwas Majoran
1 Schalotte	½ TL Ingwer
1 Eigelb	Pfeffer, Salz
1 Knoblauchzehe	

ZUBEREITUNG:

Die Kartoffel säubern, kochen und dann von ihrer Schale befreien. Anschließend diese mit einer Gabel zerquetschen. Die Aubergine in der Mitte teilen und das Innere herausholen. Die geschälte Schalotte fein hacken. Die Möhren raspeln und den Ingwer reiben. Im Anschluss die Schalotte, die Möhren und die Bohnen mit dem Kartoffelmus, dem Frischkäse und dem Eigelb vermengen. Das Ganze noch mit Majoran, Salz und Pfeffer verfeinern und in die Aubergine geben. Diese dann circa 20 Minuten bei 200 Grad Celsius grillen.

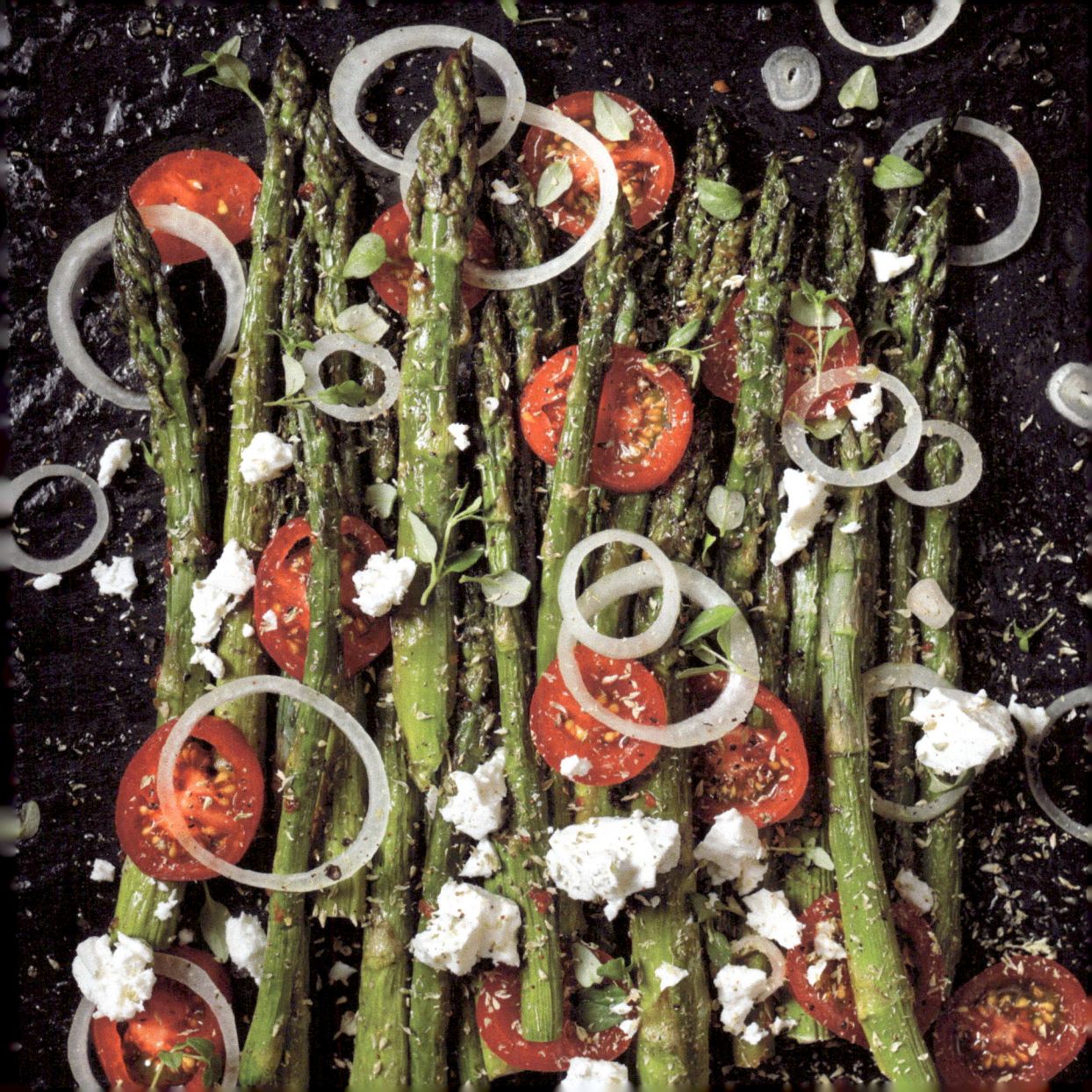

GEMÜSE-KARTOFFEL-SPIESSE

Nährwerte pro Portion: 554 kcal, 41 g Kohlenhydrate, 31 g Fett, 12 g Eiweiß

Zubereitungszeit: ca. 30 Minuten, Schwierigkeitsgrad: einfach, Ruhezeit: 1 Stunde

Zutaten für 4 Portionen:

20 Kartoffeln, klein	½ TL geräucherte Paprika
60 g Parmesankäse, gerieben	2 EL Rapsöl
1 Zucchini	1 EL Fleur de Sel (Gewürzmischung)
1 Zucchini, gelb	1 TL Kräuter der Provence
2 Paprika, rot	Pfeffer
8 Kirschtomaten	Salz
2 Zwiebeln	

ZUBEREITUNG:

Die Zwiebeln schälen und in Viertel teilen. Die Stiele von der Paprika entfernen und zusammen mit der Zucchini in Scheiben schneiden. Die Kirschtomaten halbieren. Nun die Kartoffeln noch abspülen und diese ebenfalls in Scheiben schneiden. Das Rapsöl mit einem Drittel Teelöffel Pfeffer, den Kräutern der Provence, der geräucherter Paprika sowie dem Fleur de Sel verrühren. Hierin dann den gesamten Gemüse-Mix für eine Stunde einlegen.
Im Anschluss das Ganze auf Spieße stecken und bei 170 Grad Celsius zwischen 10 und 20 Minuten, je nach Größe des Gemüses, grillen. Nach der Grillzeit mit Pfeffer und Salz abschmecken.

GERÄUCHERTER GRILL-TOFU

Nährwerte pro Portion: 321 kcal, 14 g Kohlenhydrate, 16 g Fett, 26 g Eiweiß

Zubereitungszeit: ca. 40 Minuten, Schwierigkeitsgrad: simpel

Zutaten für 1 Portion:

150 g Tofu, geräuchert	1 EL Sojasoße
1 TL Zitronensaft	1 TL Honig
2 EL Chili-Ketchup	

ZUBEREITUNG:

Den Zitronensaft mit dem Chili-Ketchup und der Sojasoße sowie dem Honig verrühren.
Mit diesem Mix anschließend den geräucherten Tofu einpinseln und diesen dann bei 200 Grad Celsius 2 Minuten auf dem Grill garen.

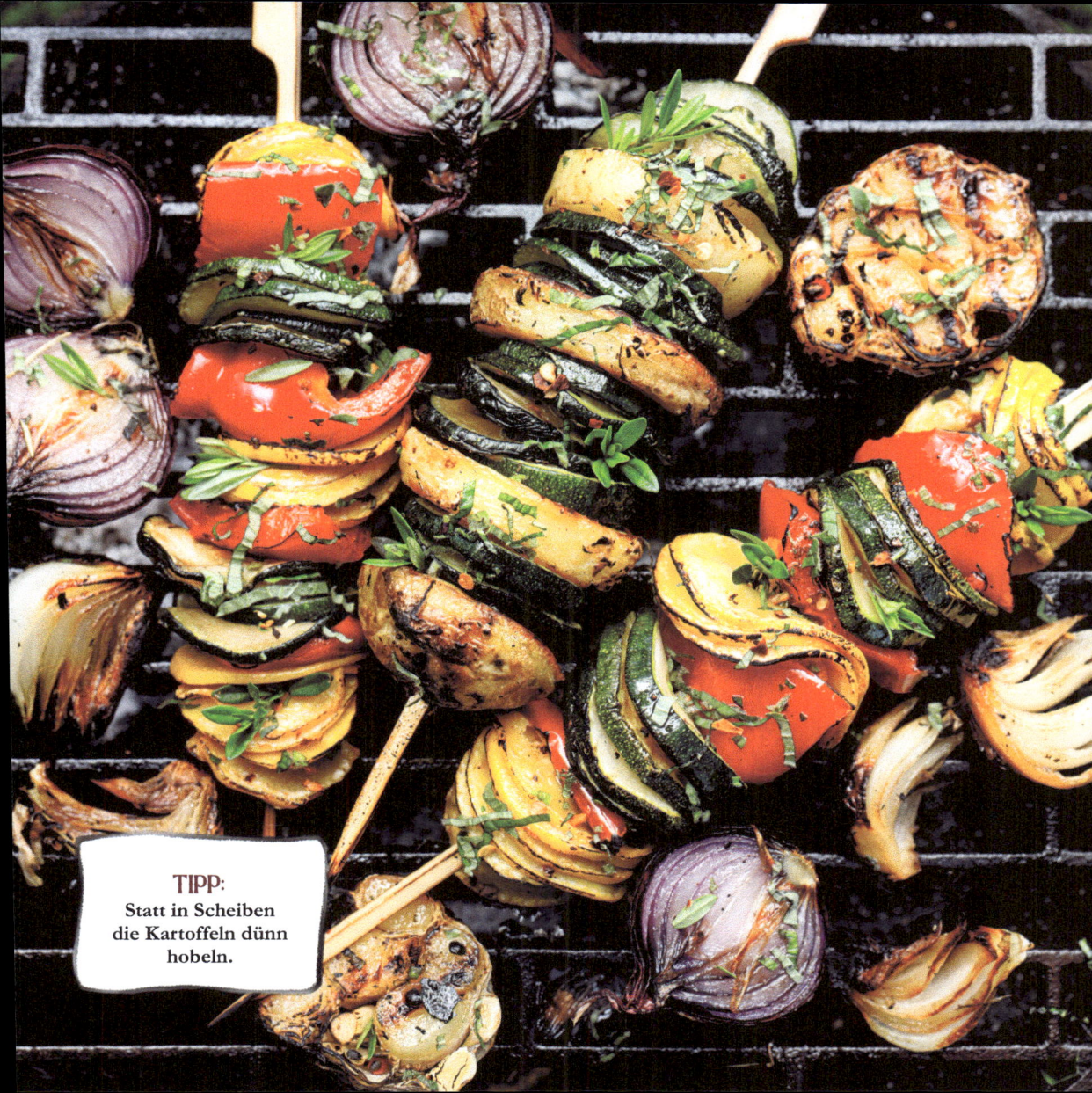

TIPP:
Statt in Scheiben
die Kartoffeln dünn
hobeln.

GRILL-STECKRÜBEN MIT FRISCHKÄSE

Nährwerte pro Portion: 58 kcal, 9 g Kohlenhydrate, 2 g Fett, 1 g Eiweiß

Zubereitungszeit: ca. 30 Minuten, Schwierigkeitsgrad: simpel

Zutaten für 4 Portionen:

200 g Frischkäse	2 EL gemischte Kräuter nach Wahl
1 Steckrübe	Pfeffer
2 EL Rapsöl	Salz

ZUBEREITUNG:

Die Steckrübe säubern und in Würfel zerteilen. Diese dann mit Pfeffer und Salz bestreuen, das Ganze zusätzlich noch mit Rapsöl beträufeln.

Jetzt die Kräuter nach Wahl fein hacken und diese anschließend unter den Frischkäse geben. Das Ganze ebenfalls mit Pfeffer und Salz verfeinern.

Nun können die Steckrüben auf den Grillrost, bei 130 Grad Celsius 6 Minuten grillen. Mit dem Frischkäse genießen.

GRILL-FALAFEL

Nährwerte pro Portion: 222 kcal, 25 g Kohlenhydrate, 8 g Fett, 9 g Eiweiß

Zubereitungszeit: ca. 40 Minuten, Schwierigkeitsgrad: einfach, Ruhezeit: eine Nacht

Zutaten für 1 Portion:

1 Knoblauchzehe	½ Zwiebel
100 g Kichererbsen	2 Stängel Koriander
1 EL Semmelbrösel	1 TL Zitronensaft
½ Ingwerwurzel	Pfeffer
1 EL Walnüsse, gerieben	Salz

ZUBEREITUNG:

Vorab die Kichererbsen über Nacht in Wasser legen.

Die Zwiebel und die Knoblauchzehe schälen und fein hacken. Dann die Ingwerwurzel reiben.

Nachdem das Wasser von den Kichererbsen abgegossen wurde, die gehackte Zwiebel, Knoblauchzehe, den Ingwer, die Walnüsse, die abgezupften Korianderblätter sowie den Zitronensaft zu den Kichererbsen dazu geben.

Das Ganze mit einem Pürierstab mixen, die Masse zunächst in eine Kugel und dann in Fladen verwandeln.

Diese dann 10 Minuten bei 200 Grad Celsius auf den Grill legen.

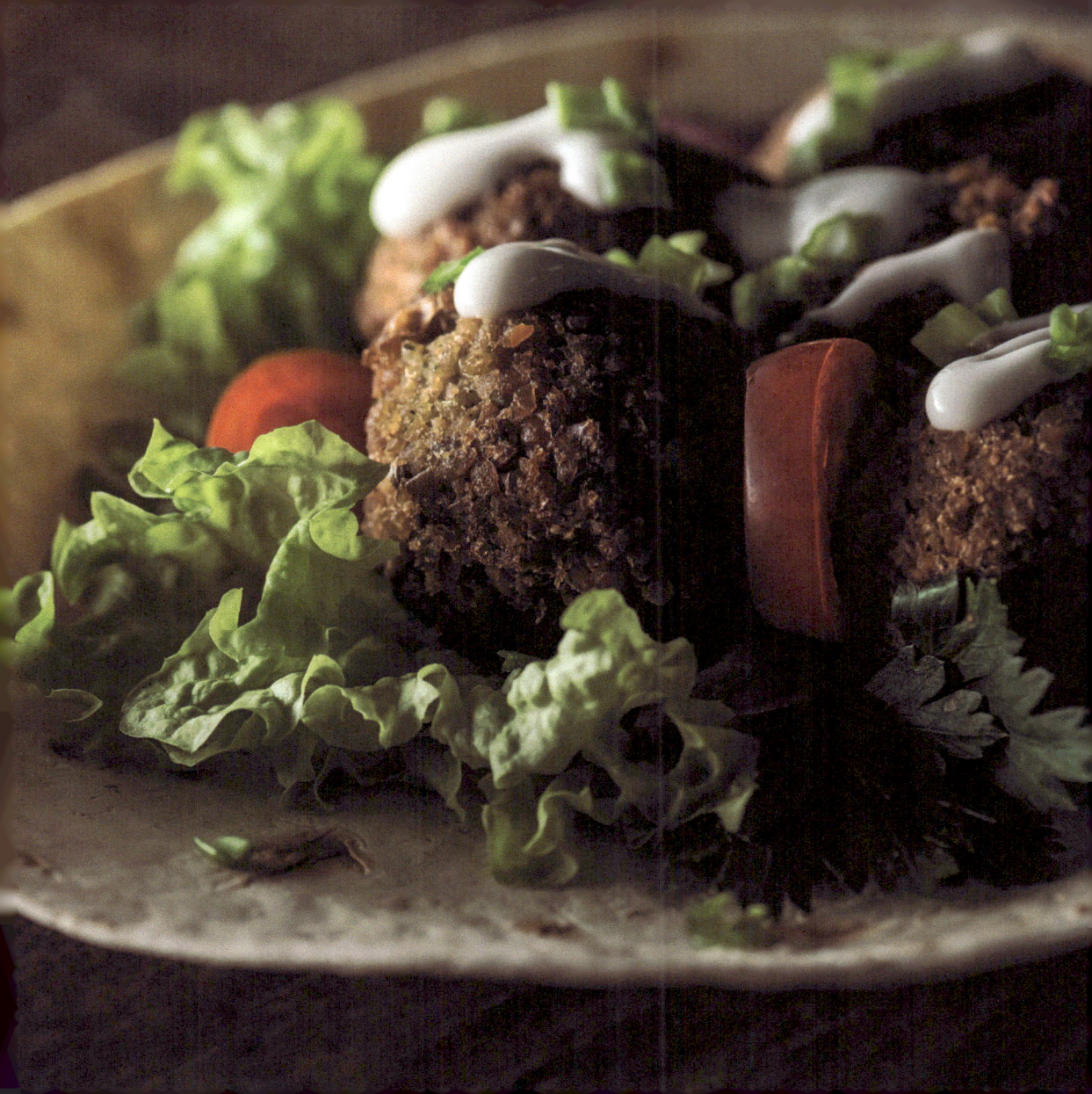

KUNTERBUNTES GRILLGEMÜSE

Nährwerte pro Portion: 154 kcal, 12 g Kohlenhydrate, 9 g Fett, 7 g Eiweiß

Zubereitungszeit: ca. 30 Minuten, Schwierigkeitsgrad: simpel

Zutaten für 4 Portionen:

2 Paprika, rot	1 Knoblauchknolle
250 g Cherrytomaten	1 Aubergine
2 Zucchini	Rapsöl
75 ml Olivenöl	Pfeffer
25 g Basilikumblätter	Salz

ZUBEREITUNG:

Die Knoblauchknolle schälen. Basilikumblätter mit dem Olivenöl, etwas Salz und einem Viertel Teelöffel Pfeffer verrühren.

Im Anschluss dann die Paprikas, die Zucchini, die Aubergine und die Cherrytomaten in Stücke schneiden. Das Ganze in einer feuerfesten Schale mit Öl beträufeln, pfeffern und salzen. Zu guter Letzt den Gemüse-Mix auf den Grill stellen und bei 170 Grad Celsius gute 10 Minuten grillen. Das Ganze mit dem Basilikum-Mix genießen.

GRILL-ZUCCHINI PLUS COUSCOUS

Nährwerte pro Portion: 143 kcal, 23 g Kohlenhydrate, 1 g Fett, 7 g Eiweiß

Zubereitungszeit: ca. 40 Minuten, Schwierigkeitsgrad: einfach

Zutaten für 1 Portion:

1 Chilischote	½ Zwiebel, rot
1 Zucchini	½ Paprika, rot
50 g Naturjoghurt	1 TL Garam Masala
100 g gegarten Couscous	Pfeffer
1 EL Koriander	Salz

ZUBEREITUNG:

Den Couscous im Vorfeld garen. Dann die geschälte Zwiebel und die entkernte Paprika in kleine Stücke schneiden. Die Chilischote feinhacken.

Jetzt die Zucchini kurz abspülen, längs teilen und das Innere herausnehmen. Anschließend die Zwiebel- und die Paprika-stücke mit dem Koriander, dem Couscous, der Chilischote und dem Naturjoghurt mischen. Das Ganze mit Garam Masala, Salz sowie Pfeffer verfeinern und den Mix dann in die Zucchinihälften geben. Die gefüllten Zucchini 20 Minuten bei 200 Grad Celsius auf den Grillrost legen.

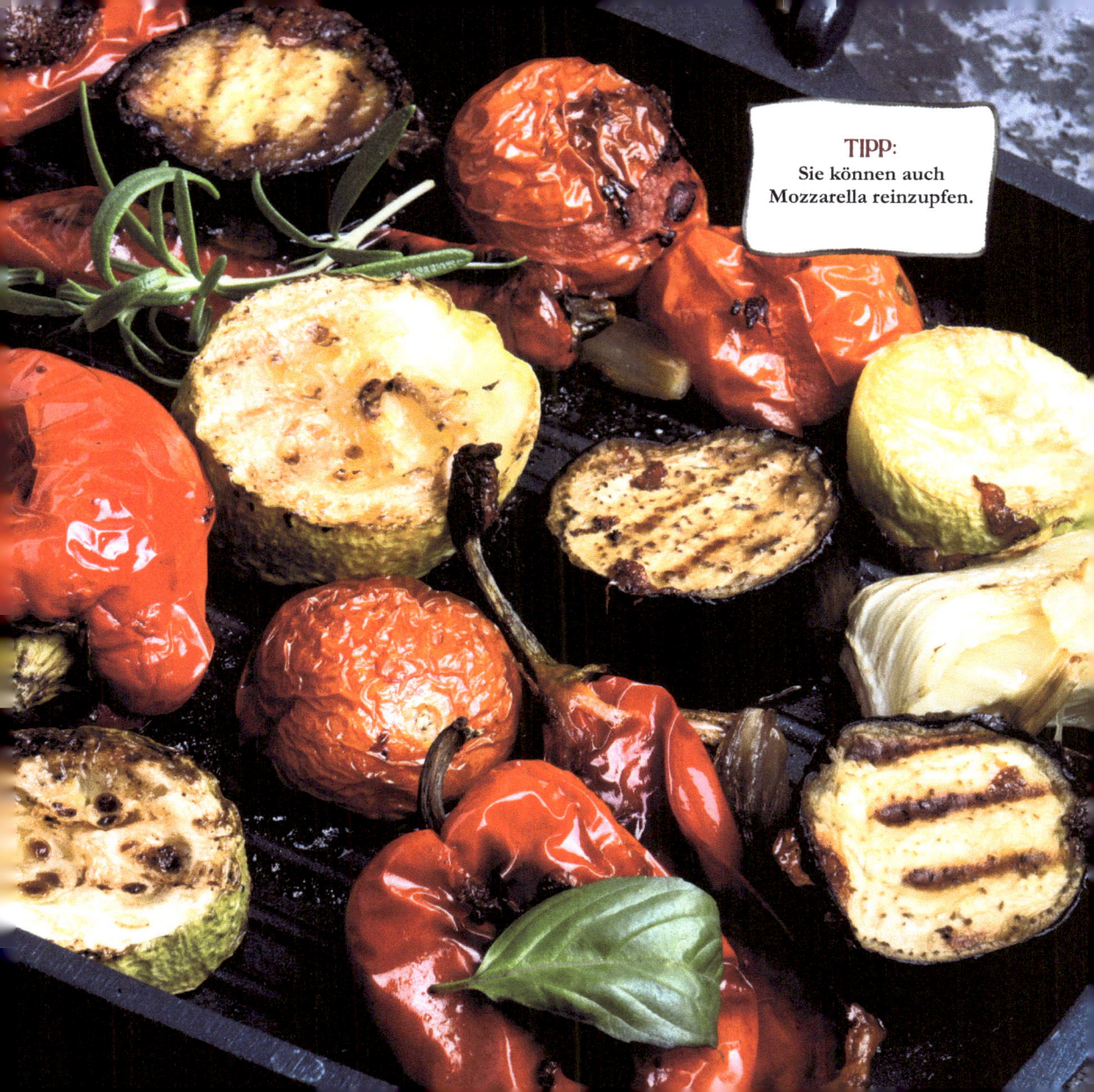

TIPP:
Sie können auch
Mozzarella reinzupfen.

SPIESSIGE TOMATEN

Nährwerte pro Portion: 130 kcal, 26 g Kohlenhydrate, 1 g Fett, 4 g Eiweiß

Zubereitungszeit: ca. 30 Minuten, Schwierigkeitsgrad: simpel, Ruhezeit: 15 Minuten

Zutaten für 1 Portion:

6 Tomaten, klein	2 EL Sojasoße
4 Schalotten	1 EL Honig
½ TL Knoblauchpulver	1 TL Oregano
50 ml Balsamicoessig	Cayennepfeffer

ZUBEREITUNG:

Die Schalotten ohne Schale in ungefähr gleich große Stücke zerteilen. Dann die kleinen Tomaten säubern und ebenfalls in eine ähnliche Größe schneiden. Im Anschluss den Oregano, den Honig, das Knoblauchpulver sowie die Sojasoße und den Balsamicoessig verrühren und mit dem Cayennepfeffer verfeinern. Das Ganze nun über die Tomaten gießen, umrühren und eine Viertelstunde ziehen lassen.

Nach der Viertelstunde die Tomaten und Schalotten auf Metallspieße stecken und diese bei 170 Grad Celsius von allen Seiten 5 Minuten lang grillen.

GEGRILLTES STEAK AUS BLUMENKOHL

Nährwerte pro Portion: 144 kcal, 10 g Kohlenhydrate, 8 g Fett, 6 g Eiweiß

Zubereitungszeit: ca. 30 Minuten, Schwierigkeitsgrad: einfach

Zutaten für 1 Portion:

2 Chilischoten	1 EL Petersilie
1 Blumenkohl	1 EL Zitronensaft
1 Knoblauchzehe	Pfeffer
1 EL Olivenöl	Salz
½ Zwiebel, rot	

ZUBEREITUNG:

Den Blumenkohl säubern und den Strunk entfernen. Anschließend den Blumenkohl in zwei bis drei dicke Scheiben teilen.

Die Knoblauchzehe und die Zwiebel in ganz feine Stücke schneiden. Die Petersilie hacken und die entkernte Chilischote stückeln.

Jetzt die Blumenkohlscheiben mit Olivenöl bestreichen und mit Pfeffer und Salz verfeinern. Zum Schluss die Steaks aus Blumenkohl 3 Minuten bei 220 Grad Celsius grillen und aus dem Zitronensaft, dem Olivenöl, der Zwiebel, dem Knoblauch sowie der Petersilie ein Dressing machen. Dieses dann über die fertig gegrillten Blumenkohl-Steaks geben.

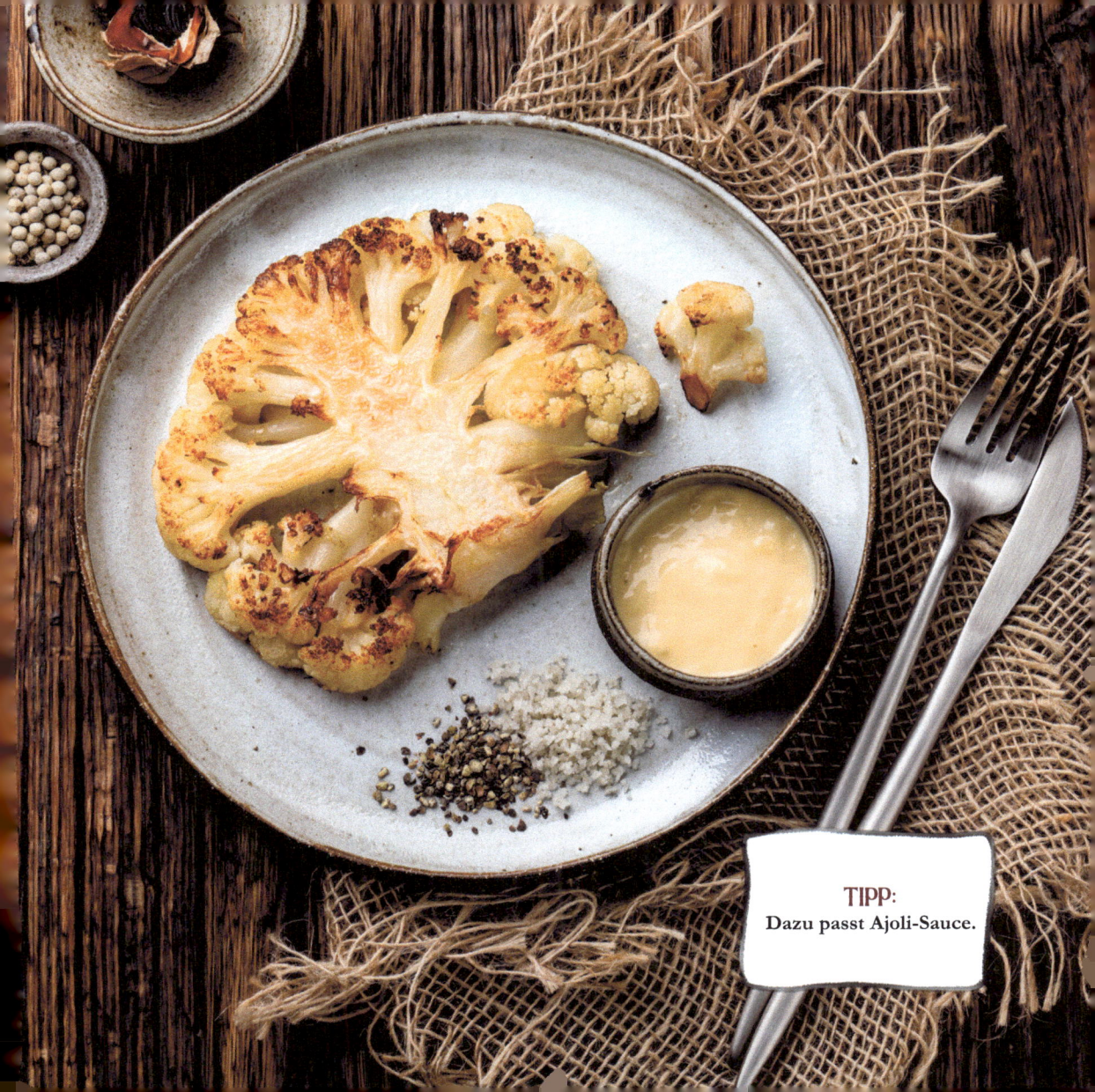

TIPP:
Dazu passt Ajoli-Sauce.

HONIG-MÖHREN GEGRILLT

Nährwerte pro Portion: 270 kcal, 46 g Kohlenhydrate, 7 g Fett, 2 g Eiweiß

Zubereitungszeit: ca. 30 Minuten, Schwierigkeitsgrad: simpel

Zutaten für 1 Portion:

2 EL Orangensaft	1 TL Petersilie, gehackt
1 Karotte	1 EL Pflanzenöl
2 EL Honig	Salz

ZUBEREITUNG:

Die Karotte schälen und diese dann in Scheiben schneiden.

Im Anschluss den Orangensaft mit dem Honig, dem Pflanzenöl, etwas Salz sowie der Petersilie mischen. Hierin dann die Karottenscheiben kurz einlegen.

Jetzt die Karottenstücke in eine feuerfeste Auflaufform geben und diese auf den Rost des Grills stellen. Bei 180 Grad Celsius sind die Honig-Karotten dann nach 3 Minuten fertiggegrillt.

GEGRILLTER WURZELGEMÜSE-MIX

Nährwerte pro Portion: 420 kcal, 44 g Kohlenhydrate, 8 g Fett, 13 g Eiweiß

Zubereitungszeit: ca. 60 Minuten, Schwierigkeitsgrad: einfach

Zutaten für 4 Portionen:

500 g Rote Bete	6 Knoblauchzehen
500 g Kartoffeln	2 Thymianzweige
500 g Möhren	2 TL Olivenöl
1 Zwiebel, rot	Pfeffer
4 Pastinaken	Salz

ZUBEREITUNG:

Sämtliche Gemüsesorten schälen und dann in mundgerechte Stücke schneiden. Dieses dann, wenn vorhanden, in einen Grillkorb geben, ansonsten funktioniert es auch mit einer Aluschale.

Nun die sechs Knoblauchzehen ohne Schale über dem Gemüse-Mix auspressen und gut verteilen. Das Ganze jetzt noch mit dem Olivenöl beträufeln und mit Pfeffer und Salz bestreuen. Den Thymian hingegen einfach aufs Gemüse legen.

Bei 200 Grad Celsius wird das Wurzelgemüse nun mittels indirekter Hitze circa 40 Minuten gegrillt.

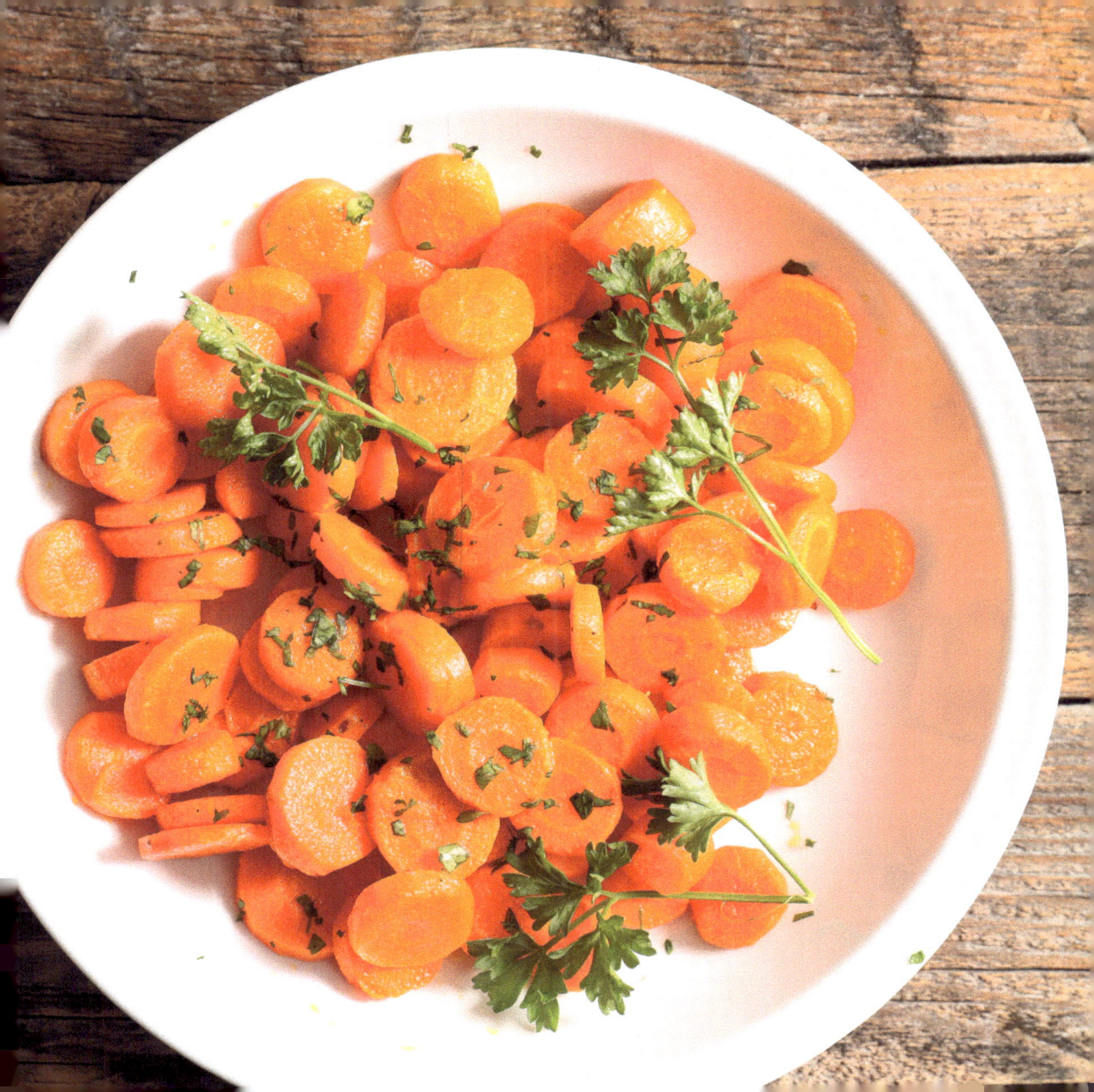

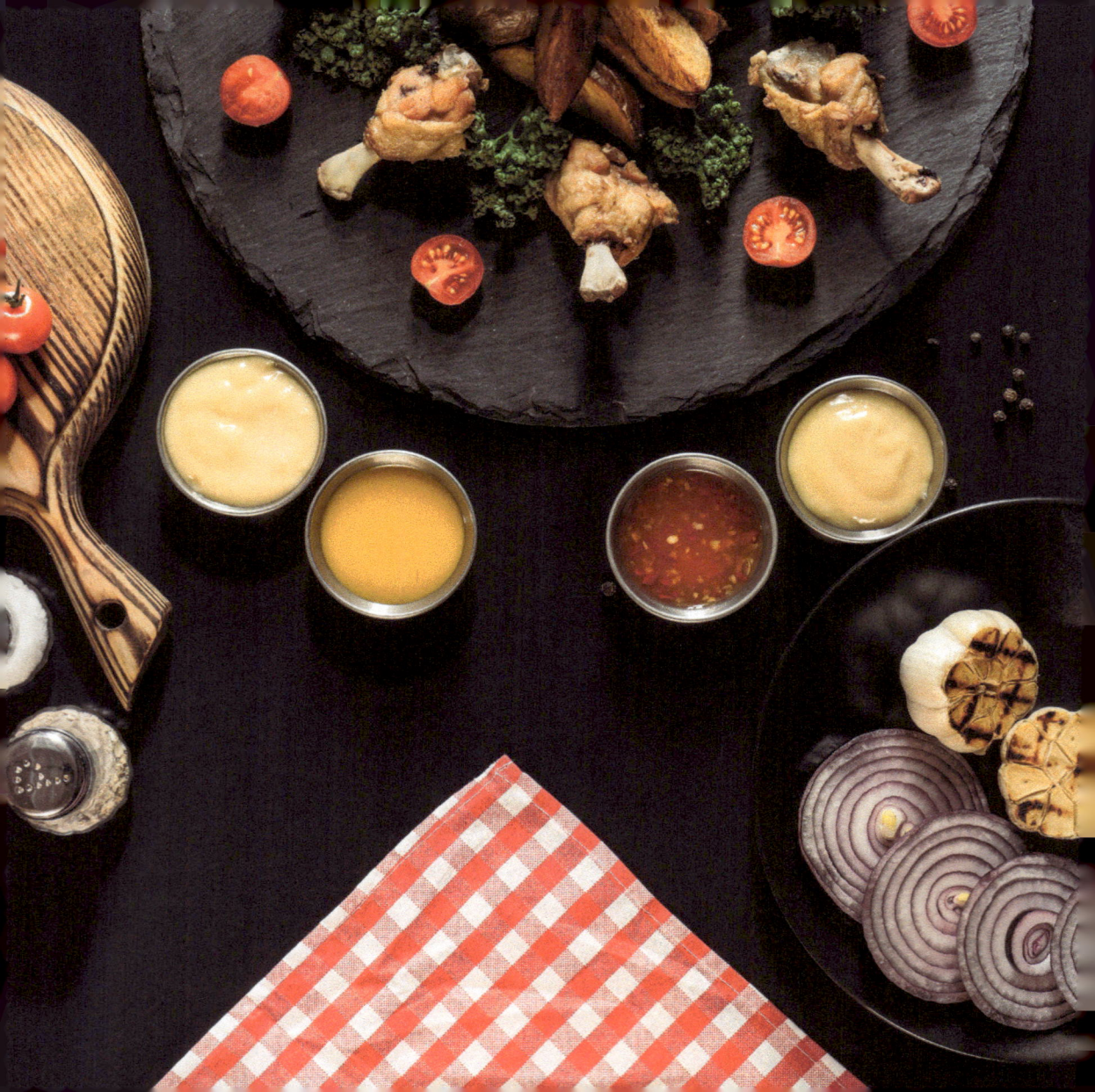

MARINADEN

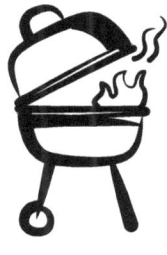

BÄRLAUCH-WALNUSS-PESTO

Nährwerte pro Portion: 252 kcal, 2 g Kohlenhydrate, 23 g Fett, 5 g Eiweiß

Zubereitungszeit: ca. 30 Minuten, Schwierigkeitsgrad: simpel

Zutaten für 2 Portionen:

15 g Parmesankäse, gerieben	50 ml Distelöl
50 g Bärlauch	1 TL Balsamicoessig, weiß
50 ml Olivenöl	Pfeffer
1 EL Walnüsse	Salz

ZUBEREITUNG:

Die Walnüsse entweder per Hand oder in einem Mixer klein hacken. Anschließend Distelöl, Olivenöl, den Bärlauch, den Parmesankäse sowie den Balsamicoessig zugeben und das Ganze erneut gut durchmixen.
Das Bärlauch-Walnuss-Pesto dann noch mit Pfeffer und Salz verfeinern. Wer möchte, kann hier auch etwas Zitronenabrieb zugeben. Am besten schmeckt dieses Pesto zu gegrilltem Fisch.

STEAK-SPEZIAL-MARINADE

Nährwerte pro Portion: 202 kcal, 1 g Kohlenhydrate, 23 g Fett, 0 g Eiweiß

Zubereitungszeit: ca. 10 Minuten, Schwierigkeitsgrad: simpel

Zutaten für 4 Portionen:

100 ml Olivenöl	½ TL Pfefferkörner
½ TL Paprikapulver, edelsüß	½ TL Kreuzkümmel
½ TL Koriandersamen	etwas Rohrzucker
1 Messerspitze Senfpulver	1 Messerspitze Chilipulver
½ TL Thymian, getrocknet	1 TL Meersalz

ZUBEREITUNG:

Sämtliche Zutaten einfach in einen Standmixer füllen und das Ganze ausgiebig durchmischen. Anschließend kann die Spezial-Marinade direkt auf die Steaks gegeben werden.

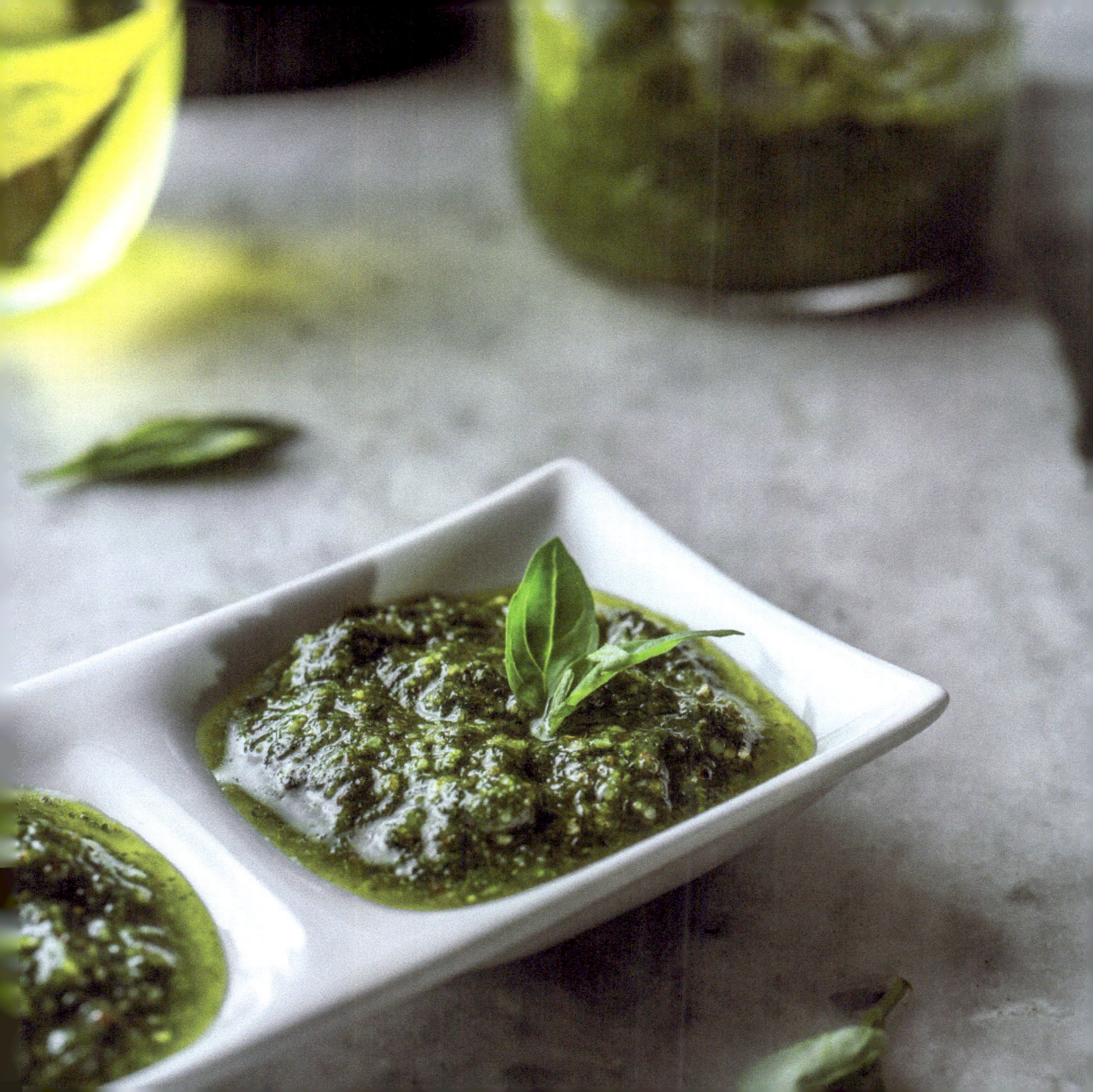

KÜMMEL-FENCHEL-MARINADE

Nährwerte pro Portion: 88 kcal, 0 g Kohlenhydrate, 6 g Fett, 0 g Eiweiß

Zubereitungszeit: ca. 10 Minuten, Schwierigkeitsgrad: simpel

Zutaten für 4 Portionen:

80 ml Gemüsebrühe
½ Chilischote, getrocknet
1 TL Kreuzkümmel
1 TL Fenchelsamen

1 TL Koriandersamen
2 EL Olivenöl
1 Knoblauchzehe

ZUBEREITUNG:

Die Knoblauchzehe schälen, diese dann mit der getrockneten Chilischote, der Gemüsebrühe, dem Olivenöl, dem Kümmel sowie den Koriander- und Fenchelsamen in einen Mixer geben. Das Ganze dann nur noch ordentlich durchmixen.

SHERRY-INGWER-MARINADE

Nährwerte pro Portion: 84 kcal, 6 g Kohlenhydrate, 4 g Fett, 0 g Eiweiß

Zubereitungszeit: ca. 10 Minuten, Schwierigkeitsgrad: simpel

Zutaten für 4 Portionen:

40 ml Sherry
1 Ingwerstück
2 EL Balsamicoessig
1 Knoblauchzehe

2 EL Pflanzenöl
2 Chilischoten
Zitronensaft
3 EL Honig

ZUBEREITUNG:

Den Ingwer wie auch die Knoblauchzehe schälen. Dann den Ingwer grob zerteilen und beide Zutaten in den Mixer geben.

Jetzt den Sherry, den Balsamicoessig, etwas Zitronensaft, das Pflanzenöl sowie den Honig zugeben und alles durchmischen.

Zu guter Letzt noch die entkernten Chilischoten zufügen und das Ganze erneut ordentlich mixen.

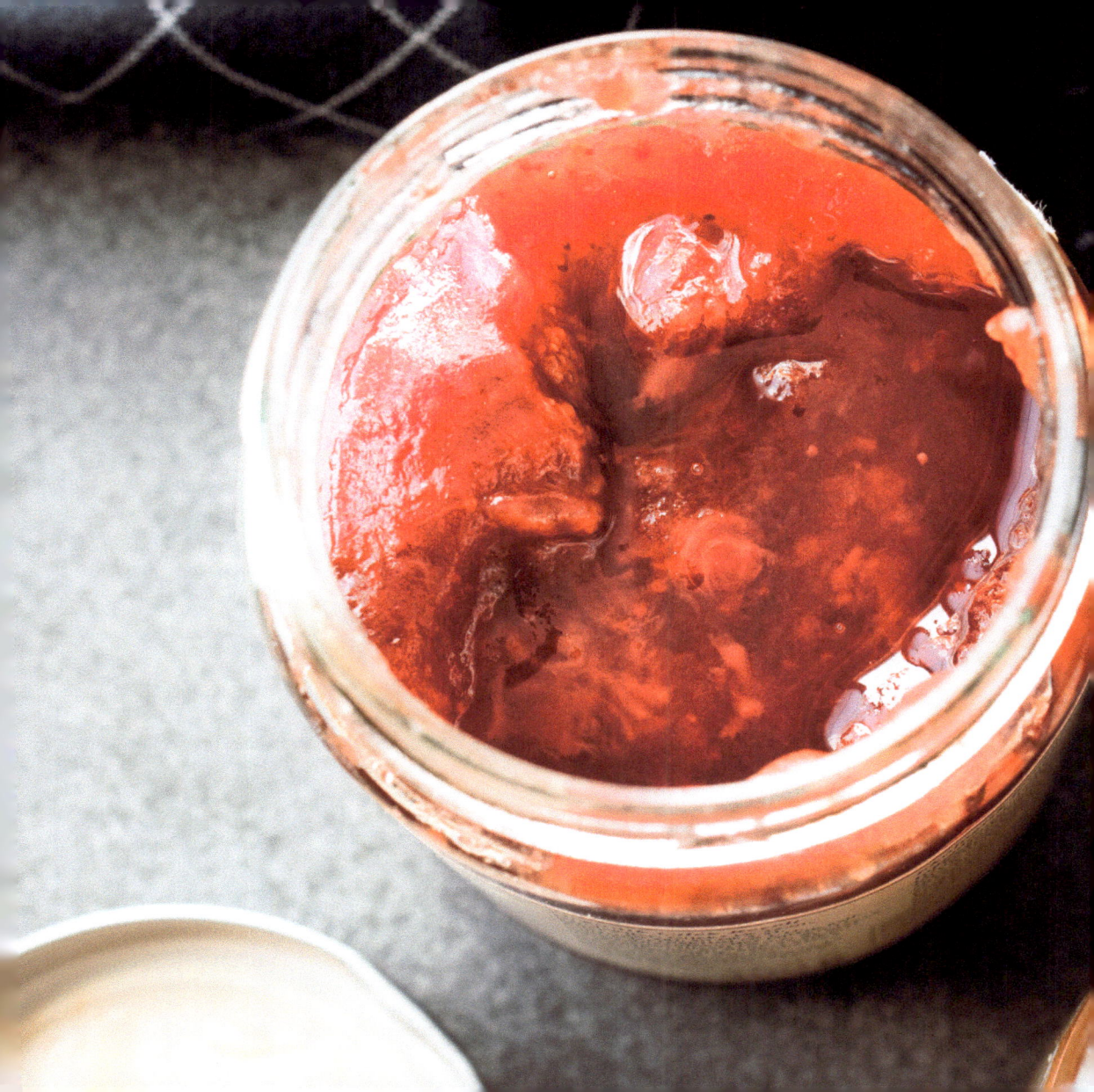

SALSA Á LA MEXIKO

Nährwerte pro Portion: 88 kcal, 19 g Kohlenhydrate, 9 g Fett, 4 g Eiweiß

Zubereitungszeit: 30 Minuten, Schwierigkeitsgrad: einfach

Zutaten für 4 Portionen:

1 EL Koriander	1 TL Rohrzucker
2 Dosen Tomaten	1 Knoblauchzehe
1 EL Minze	Saft einer Limette
1 Zwiebel	etwas Ingwer, gerieben

ZUBEREITUNG:

Sowohl die Knoblauchzehe als auch die Zwiebel schälen und beide anschließend fein hacken. Auch die Minze fein zerteilen und anschließend sämtliche Zutaten in den Mixer geben.
Diese Salsa schmeckt sowohl zu gegrilltem Fisch als auch zu gegrilltem Fleisch.

VANILLE-ORANGEN-MARINADE

Nährwerte pro Portion: 55 kcal, 2 g Kohlenhydrate, 5 g Fett, 2 g Eiweiß

Zubereitungszeit: ca. 10 Minuten, Schwierigkeitsgrad: simpel

Zutaten für 4 Portionen:

2 EL Rapsöl	½ Bund Koriander
1 Orange	Pfeffer
½ Vanilleschote	

ZUBEREITUNG:

Das Vanillemark aus der halben Vanilleschote kratzen und anschließend den Saft aus der Orange pressen. Beides mit dem Koriander und dem Rapsöl in den Standmixer geben. Alles gründlich durchmixen und am Ende noch mit dem Pfeffer abschmecken.

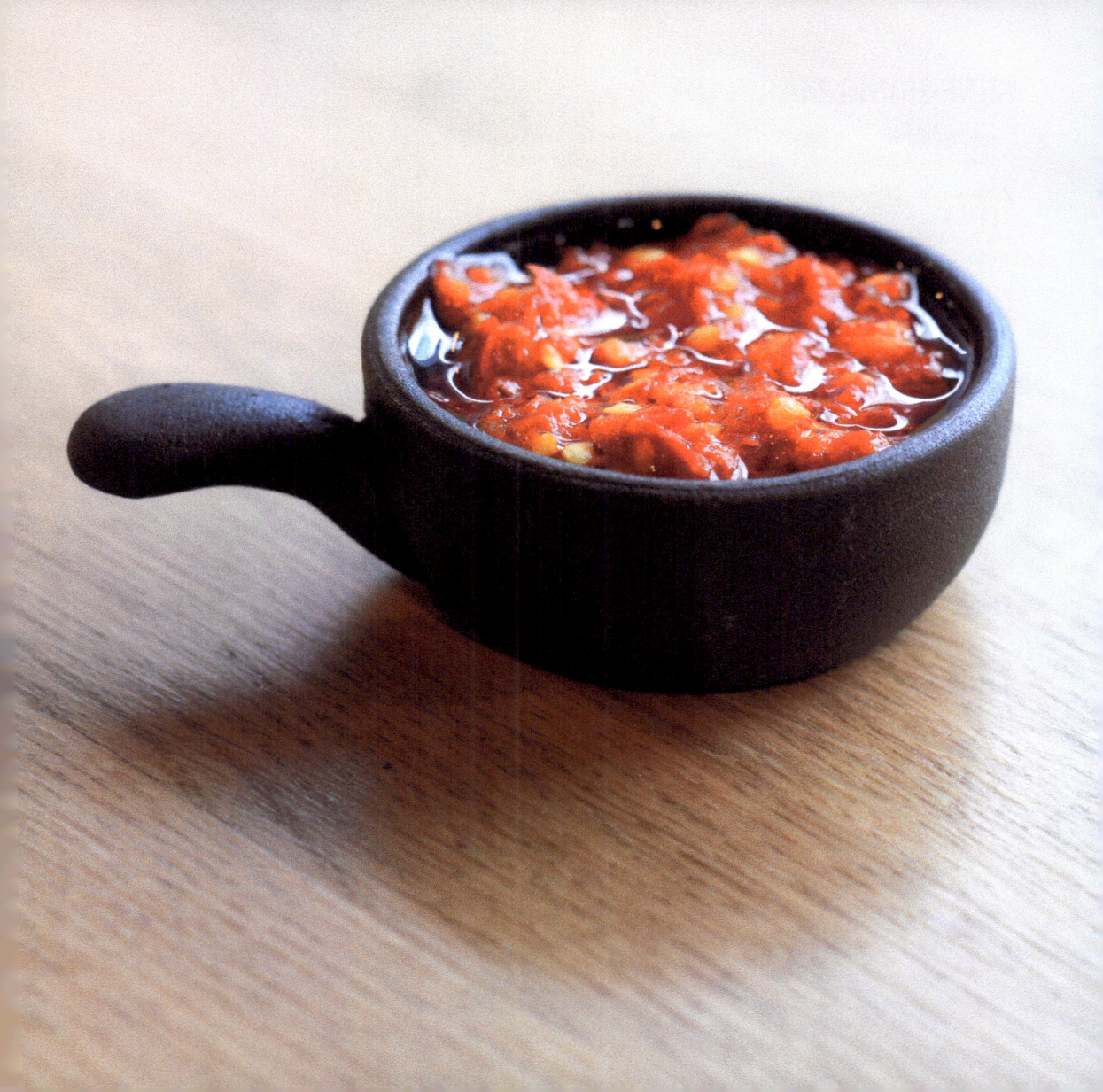

SENF-HONIG-MARINADE

Nährwerte pro Portion: 400 kcal, 21 g Kohlenhydrate, 43 g Fett, 1 g Eiweiß

Zubereitungszeit: ca. ca. 10 Minuten, Schwierigkeitsgrad: simpel

Zutaten für 4 Portionen:

1 EL Honig	1 TL saure Sahne
½ Bund Petersilie	3 EL Olivenöl
1 EL Balsamicoessig	1 TL Dijonsenf
1 TL Senf, mittelscharf	

ZUBEREITUNG:

Die Petersilie von den Stielen zupfen und mit dem Honig, dem Balsamicoessig, dem mittelscharfen Senf, der sauren Sahne, dem Olivenöl sowie dem Dijonsenf in den Mixer geben. Das Ganze dann ordentlich auf hoher Stufe durchmixen.

ZITRONIGE THYMIAN-HONIG-MARINADE

Nährwerte pro Portion: 74 kcal, 6 g Kohlenhydrate, 5 g Fett, 0 g Eiweiß

Zubereitungszeit: ca. 10 Minuten, Schwierigkeitsgrad: simpel

Zutaten für 2 Portionen:

2 EL Olivenöl	1 ½ EL Honig
1 Zitrone, Bio	2 Thymianzweige

ZUBEREITUNG:

Den Saft aus der Zitrone pressen und diesen dann in einen Mixer füllen. Jetzt noch den Thymian von den Zweigen zupfen und mit dem Olivenöl sowie dem Honig ebenfalls zum Zitronensaft geben. Das Ganze ausgiebig durchmixen.

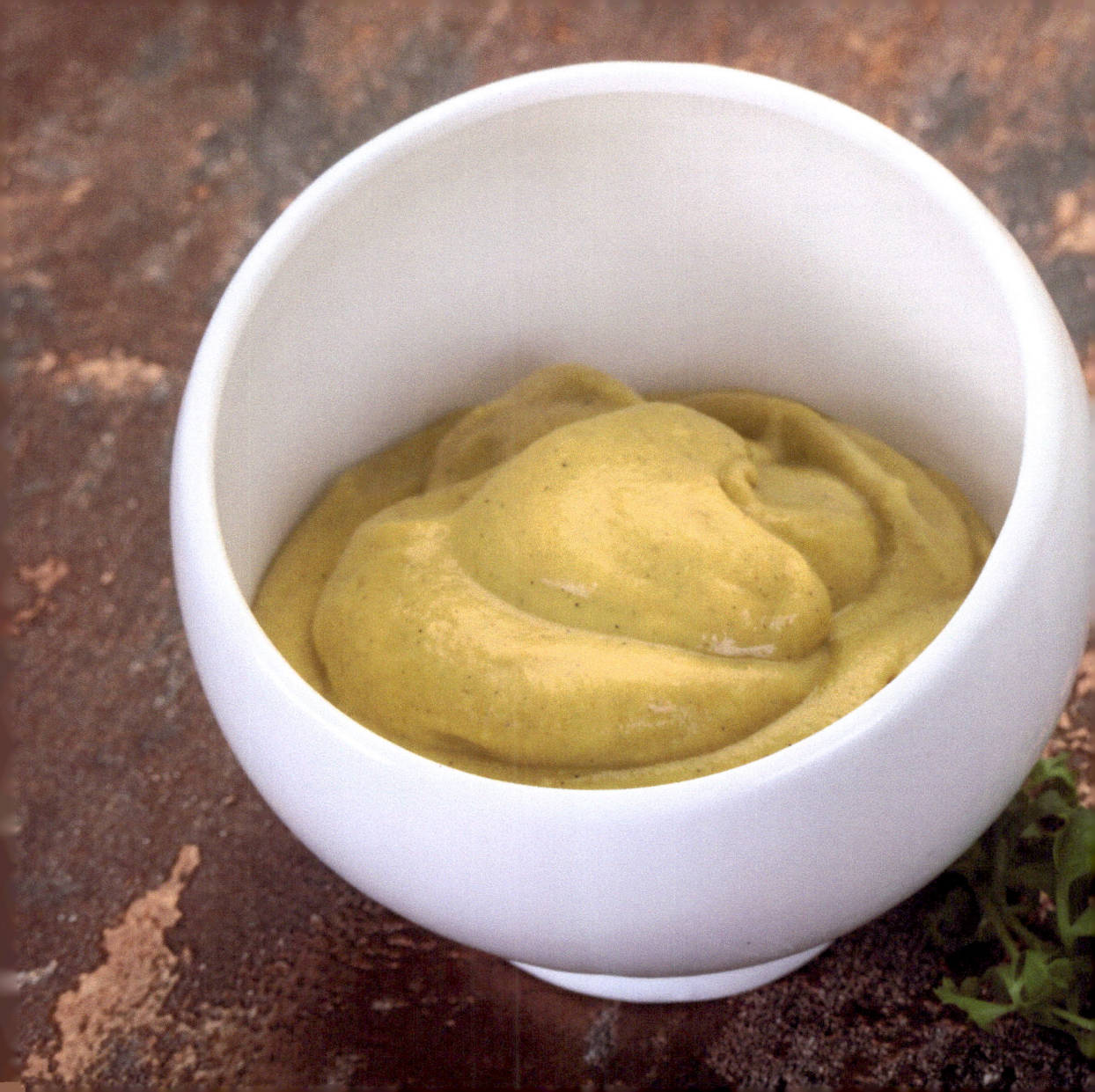

BBQ-HONIG-MARINADE

Nährwerte pro Portion: 36 kcal, 5 g Kohlenhydrate, 1 g Fett, 1 g Eiweiß

Zubereitungszeit: ca. 10 Minuten, Schwierigkeitsgrad: simpel

Zutaten für 4 Portionen:

1 EL Honig	150 g Tomatenpüree
50 g Zwiebeln	1 EL Tomatenmark
etwas Worcestersoße	Pfeffer
½ EL Rapsöl	Salz
2 EL Weißweinessig	

ZUBEREITUNG:

Die Zwiebel schälen und diese dann in grobe Stücke zerteilen. Die Zwiebel mit dem Honig, der Worcestersoße, dem Rapsöl, dem Tomatenpüree, dem Weißweinessig sowie dem Tomatenmark in einen Standmixer füllen und das Ganze dann zu einer Marinade verarbeiten. Alles zum Schluss noch pfeffern und salzen.

SÜSS-SAURE-CHILI-MARINADE

Nährwerte pro Portion: 105 kcal, 1 g Kohlenhydrate, 10 g Fett, 0 g Eiweiß

Zubereitungszeit: ca. 15 Minuten, Schwierigkeitsgrad: simpel

Zutaten für 4 Portionen:

50 g Honig	2 Knoblauchzehen
4 Chilischoten, rot	etwas Zitronensaft
½ Bund Koriander	50 ml Weißweinessig

ZUBEREITUNG:

Die Knoblauchzehen schälen und aus den Chilischoten die Kerne lösen. Dieses dann mit dem Honig, dem Koriander, dem Zitronensaft sowie dem Weißweinessig in den Mixer geben und ausgiebig durchmixen.

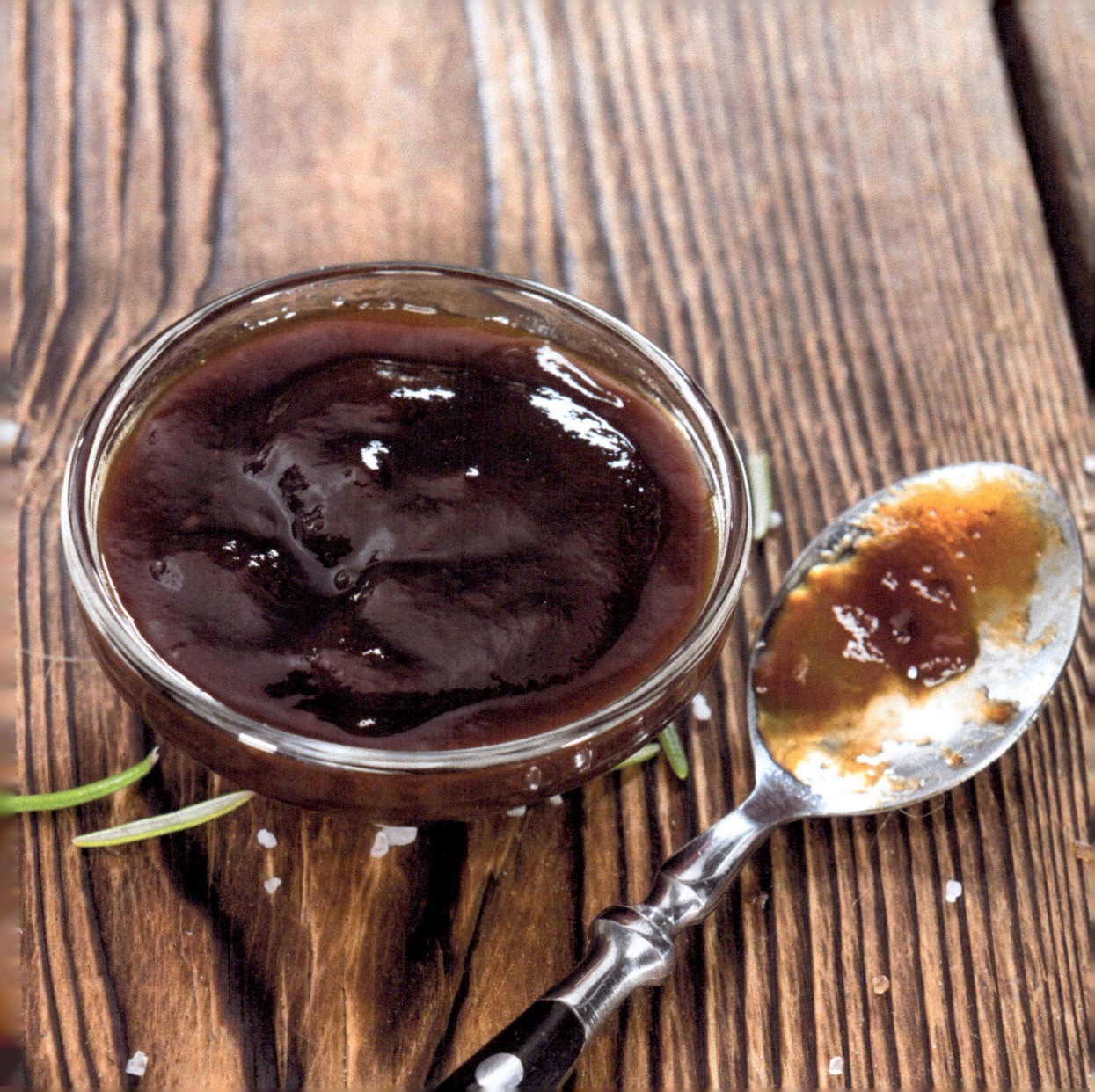

KNOBLAUCH-SCHMAND-MARINADE

Nährwerte pro Portion: 125 kcal, 4 g Kohlenhydrate, 10 g Fett, 2 g Eiweiß

Zubereitungszeit: ca. 30 Minuten, Schwierigkeitsgrad: simpel

Zutaten für 2 Portionen:

2 Knoblauchzehen
2 EL Schmand
1 TL Minze
1 EL Créme fraiche

Limettensaft
etwas Ingwer, gerieben
Pfeffer
Salz

ZUBEREITUNG:

Die Knoblauchzehen schälen und in feine Stücke schneiden. Dann die Minze säubern und hacken.
Jetzt die Knoblauchstücke mit der Minze, dem Schmand, der Créme fraiche, einem Spritzer Limettensaft und etwas geriebenem Ingwer mischen. Die Marinade dann noch mit Pfeffer und Salz verfeinern.

KAKAO-CHILI-MARINADE

Nährwerte pro Portion: 260 kcal, 17 g Kohlenhydrate, 16 g Fett, 9 g Eiweiß

Zubereitungszeit: ca. 15 Minuten, Schwierigkeitsgrad: simpel

Zutaten für 2 Portionen:

2 EL Kakao
2 Chilischoten
100 g Kichererbsen aus der Dose
1 EL Chiliöl
2 EL Schmand

1 EL Brunnenkresse
1 EL Orangensaft
Pfeffer
Salz

ZUBEREITUNG:

Die Chilischoten von ihren Kernen befreien. Diese anschließend mit dem Kakao, den abgetropften Kichererbsen, dem Schmand, dem Orangensaft, dem Chiliöl sowie der Brunnenkresse in den Mixer geben.
Das Ganze ordentlich durchpürieren und zu guter Letzt mit Pfeffer und Salz nach Geschmack verfeinern.

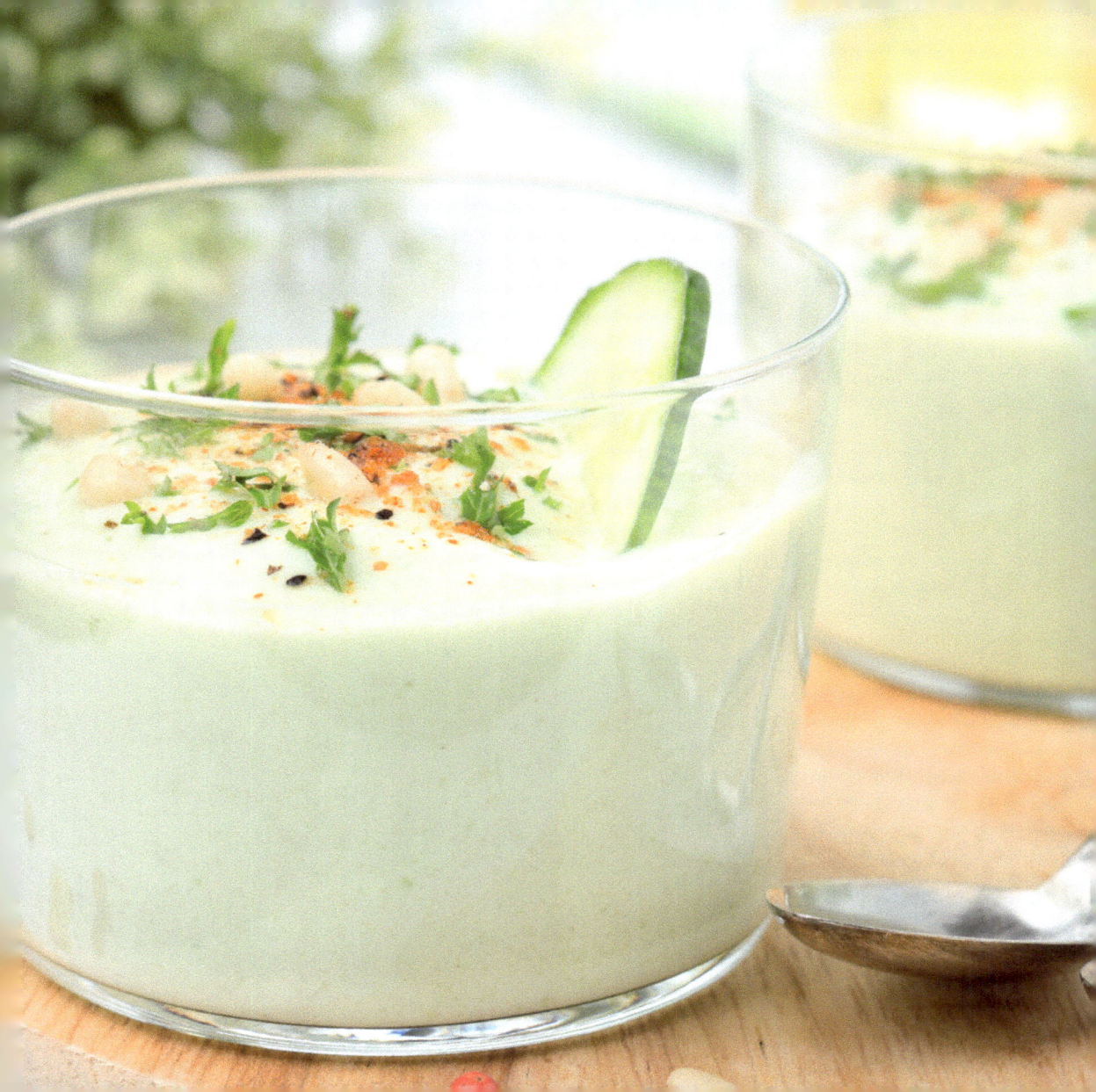

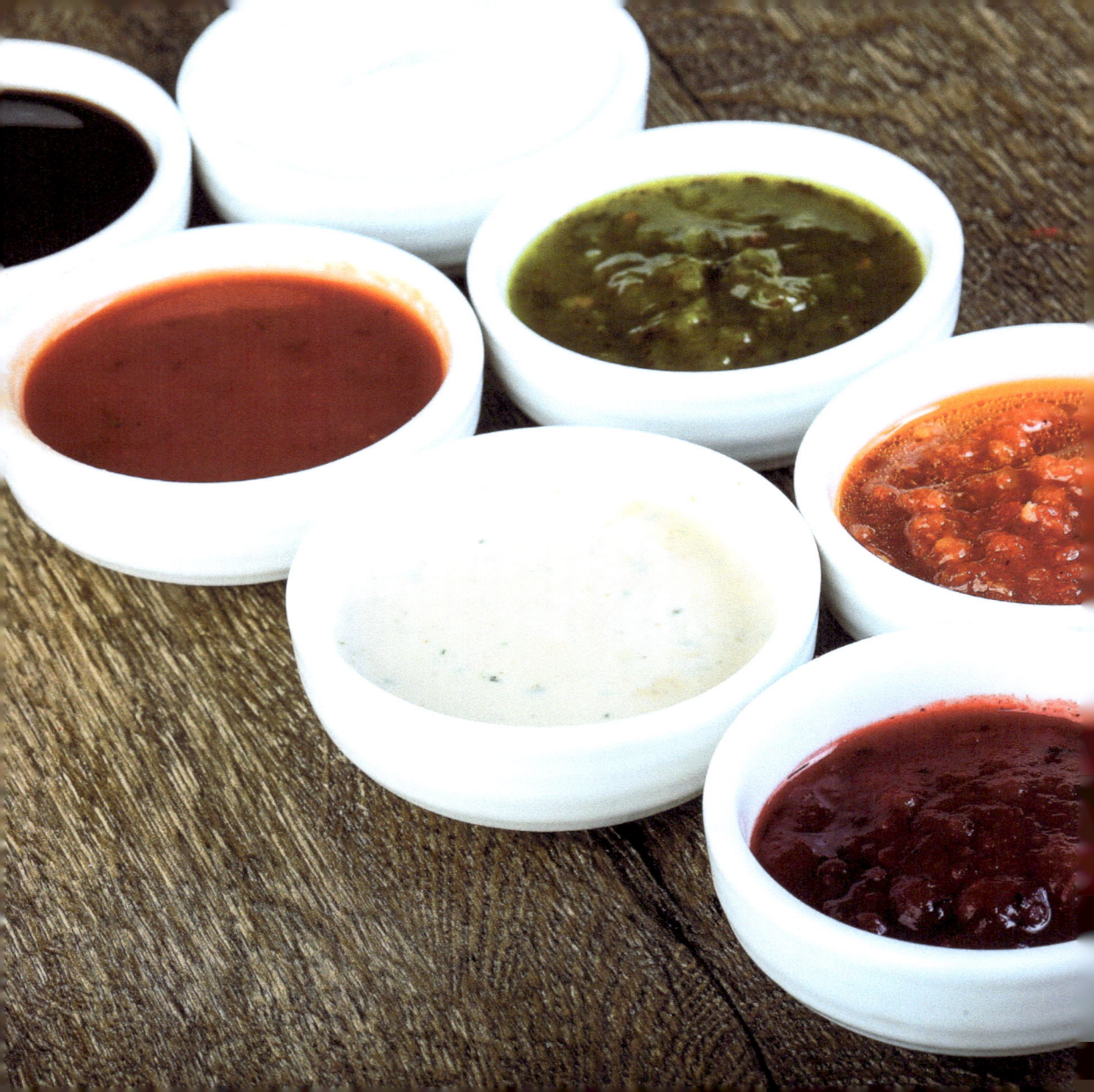

SOSSEN

HONIG-SESAM-SOßE

Nährwerte pro Portion: 223 kcal, 18 g Kohlenhydrate, 12 g Fett, 7 g Eiweiß

Zubereitungszeit: ca. 10 Minuten, Schwierigkeitsgrad: simpel

Zutaten für 2 Portionen:

1 EL Reisessig	1 EL Honig
2 EL Sojasoße	2 EL Sesam, geröstet
1 TL Tahini (Sesampaste)	

ZUBEREITUNG:

Den Sesam in einer Pfanne ohne Öl kurz anrösten. Diesen dann mit dem Honig, der Sesampaste, dem Reisessig wie auch der Sojasoße in einen Standmixer füllen und ausgiebig durchmixen.

OLIVEN-HÜTTENKÄSE-DIP

Nährwerte pro Portion: 213 kcal, 3 g Kohlenhydrate, 15 g Fett, 13 g Eiweiß

Zubereitungszeit: ca. 25 Minuten, Schwierigkeitsgrad: einfach

Zutaten für 2 Portionen:

5 Oliven, grün	etwas Zitronensaft
3 Oliven, schwarz	½ TL Thymian, frisch
100 g Hüttenkäse	Pfeffer
1 EL Olivenöl	Salz
1 EL Petersilie	

ZUBEREITUNG:

Sowohl die grünen als auch die schwarzen Oliven fein zerteilen. Gleiches gilt auch für den Hüttenkäse. Die Petersilie hacken.

Den zerkleinerten Hüttenkäse dann mit dem Olivenöl, der Petersilie, dem Thymian sowie dem Zitronensaft vermengen. Anschließend die Olivenstücke untermischen, mit Salz und Pfeffer verfeinern und mit einem Pürierstab zu einer cremigen Masse mixen.

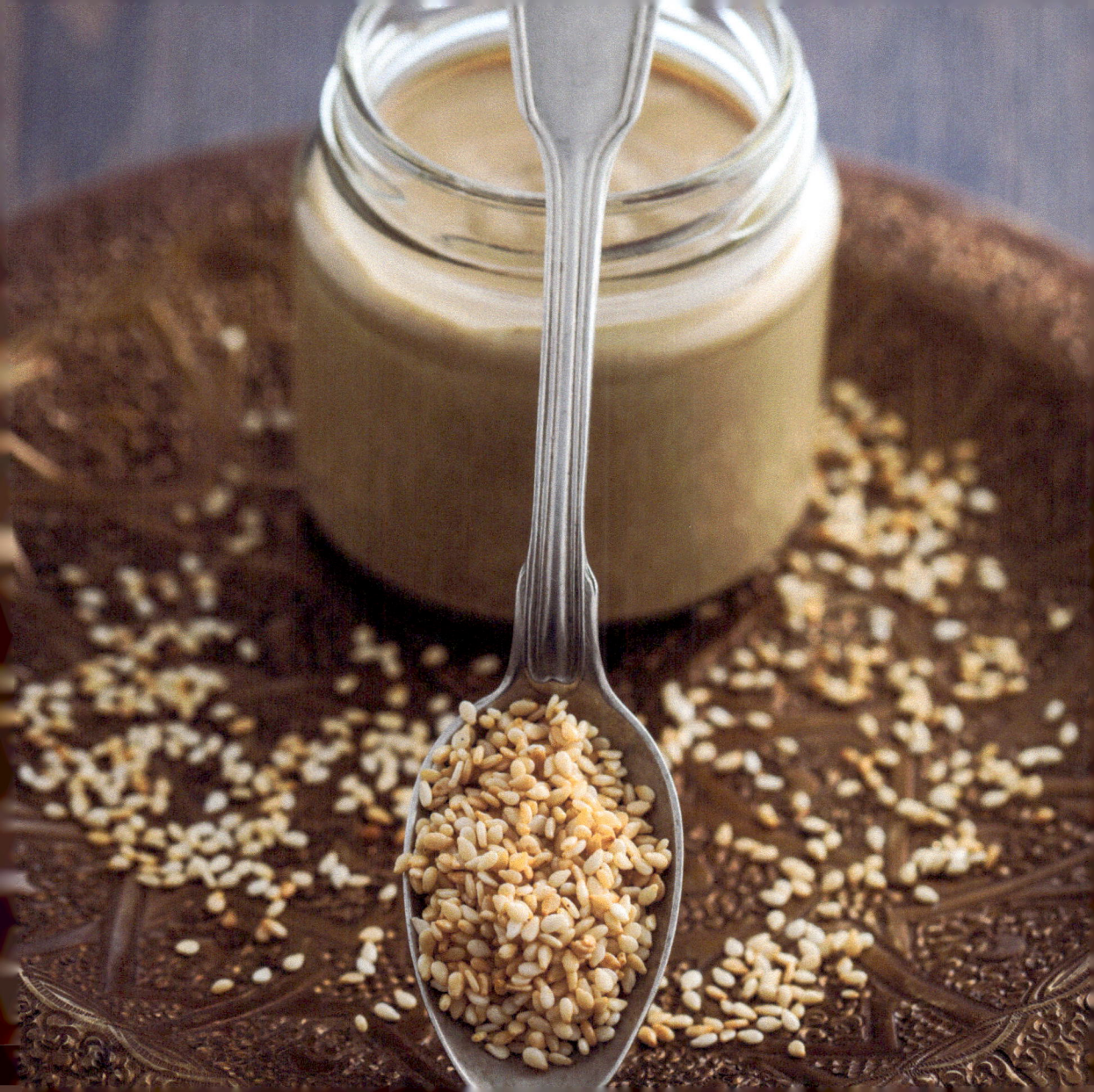

MEERRETTICH-SCHMAND-SOßE

Nährwerte pro Portion: 245 kcal, 6 g Kohlenhydrate, 22 g Fett, 3 g Eiweiß

Zubereitungszeit: ca. 20 Minuten, Schwierigkeitsgrad: einfach

Zutaten für 2 Portionen:

2 EL Meerrettich, frisch
100 g Schmand

Pfeffer
Salz

ZUBEREITUNG:

Den Meerrettich schälen und dann mit einer Reibe fein raspeln.

Den geraspelten Meerrettich danach mit dem Schmand mischen und mit Pfeffer sowie Salz geschmacklich verfeinern.

ERBSEN-FRISCHKÄSE-SOßE

Nährwerte pro Portion: 113 kcal, 8 g Kohlenhydrate, 5 g Fett, 6 g Eiweiß

Zubereitungszeit: ca. 10 Minuten, Schwierigkeitsgrad: simpel

Zutaten für 2 Portionen:

1 EL Kräuterfrischkäse
60 g Erbsen
1 Chilischote, grün
1 Stängel Koriander

etwas Limettenabrieb
10 g Erbsensprossen
Pfeffer
Salz

ZUBEREITUNG:

Die Erbsen vorab kurz kochen. Dann die Chilischote von ihren Kernen befreien und zerhacken. Die Koriander-blätter vom Stiel abzupfen.

Jetzt den Kräuterfrischkäse mit den Chilischoten-Stückchen, den Korianderblättern, dem Limettenabrieb sowie Pfeffer, Salz und den Erbsensprossen mischen. Zum Schluss noch die Erbsen unter den Mix heben.

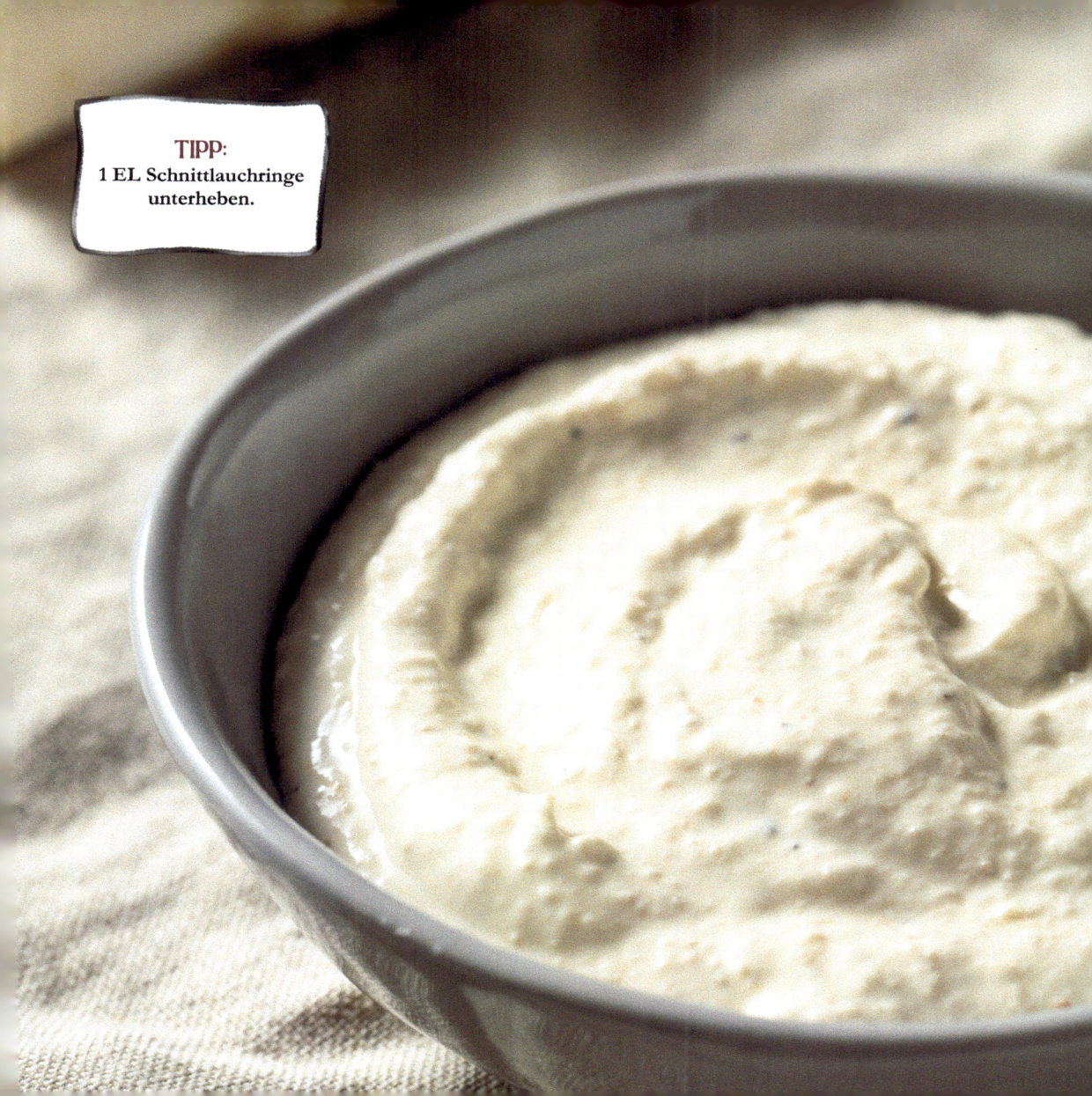

TIPP:
1 EL Schnittlauchringe
unterheben.

FRUCHTIGE CHILISOßE

Nährwerte pro Portion: 165 kcal, 24 g Kohlenhydrate, 6 g Fett, 3 g Eiweiß

Zubereitungszeit: ca. 25 Minuten, Schwierigkeitsgrad: einfach

Zutaten für 4 Portionen:

200 ml passierte Tomaten aus der Dose	50 ml Gemüsebrühe
1 TL Paprikapulver, edelsüß	1 EL Pflanzenöl
2 Knoblauchzehen	3 EL Ketchup
½ TL Senfpulver	Pfeffer
2 Chilischoten, rot	Salz

ZUBEREITUNG:

Die Chilischote und die Knoblauchzehen fein hacken.

Anschließend die Knoblauch- sowie Chilistücke mit den passierten Tomaten, dem Ketchup, dem Paprikapulver, der Gemüsebrühe, dem Senfpulver, dem Pflanzenöl sowie Pfeffer und Salz in den Mixer füllen.

Das Ganze gut durchmischen.

SÜSS-SAURER-DIP

Nährwerte pro Portion: 115 kcal, 11 g Kohlenhydrate, 5 g Fett, 3 g Eiweiß

Zubereitungszeit: ca. 20 Minuten, Schwierigkeitsgrad: simpel

Zutaten für 2 Portionen:

¼ Paprika, rot	2 EL Ketchup
2 EL Tomatensaft	Pfeffer
1 EL Apfelessig	Salz
1 EL Agavendicksaft	

ZUBEREITUNG:

Die rote Paprika von ihren Kernen befreien, dann in Würfel schneiden.

Jetzt die Paprikawürfel mit dem Tomatensaft, dem Agavendicksaft, dem Ketchup, dem Apfelessig sowie Pfeffer und Salz in einem kleinen Kochtopf geben und für gute fünf Minuten kochen lassen.

Das Ganze im Anschluss durch ein Küchensieb drücken.

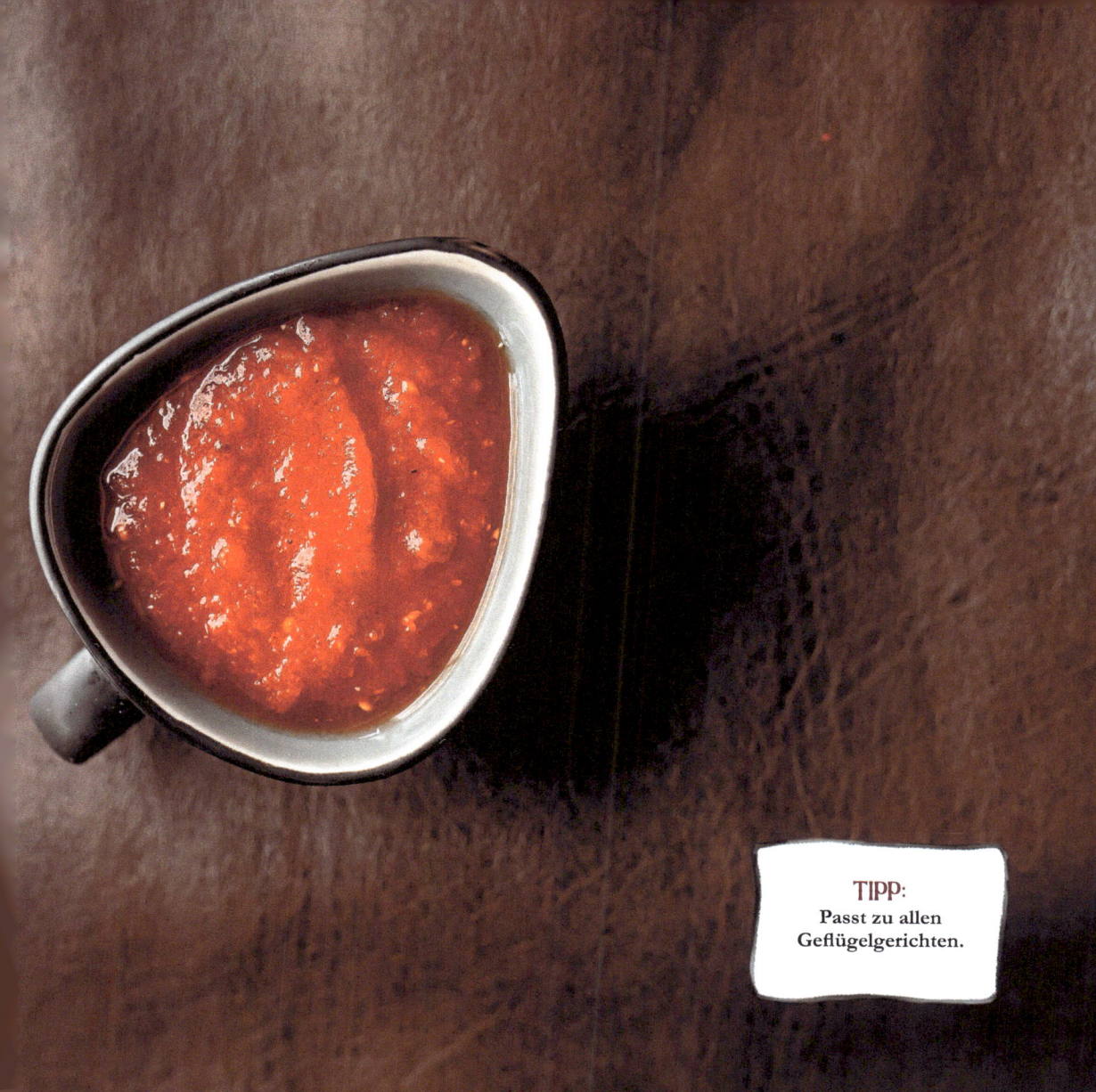

TIPP:
Passt zu allen
Geflügelgerichten.

FRUCHT-BBQ-SOßE

Nährwerte pro Portion: 167 kcal, 19 g Kohlenhydrate, 7 g Fett, 5 g Eiweiß

Zubereitungszeit: ca. 25 Minuten, Schwierigkeitsgrad: einfach

Zutaten für 4 Portionen:

2 EL Worcestersoße
2 Orangen
2 Chilischoten, getrocknet
125 g Ananas
4 EL Ahornsirup

75 g Speck
200 ml Ketchup
2 Zwiebeln
1 EL Öl

ZUBEREITUNG:

Den Saft aus den 2 Orangen auspressen. Die Ananas in Stücke teilen.

Jetzt noch die Zwiebel fein hacken und den Speck würfeln.

Einen Esslöffel Öl anschließend in der Pfanne heiß werden lassen und hier die Speckwürfel braten. Dann die Zwiebeln zugeben und kurz mitbraten. Im Anschluss den Ketchup, die Chilischoten, die Ananas, den Orangensaft, die Worcestersoße sowie den Ahornsirup zugeben.

Das Ganze einmal aufkochen und dann durch ein Küchensieb geben.

KLASSISCHE GUACAMOLE

Nährwerte pro Portion: 310 kcal, 4 g Kohlenhydrate, 24 g Fett, 3 g Eiweiß

Zubereitungszeit: ca. 30 Minuten, Schwierigkeitsgrad: einfach

Zutaten für 2 Portionen:

1 Avocado, reif
1 EL Koriander
etwas Limettensaft
½ Tomate

1 Chilischote
¼ Zwiebel, rot
Pfeffer
Salz

ZUBEREITUNG:

Die Chilischote von ihren Kernen befreien und dann in kleine Stücke zerteilen. Danach die Zwiebel ebenfalls fein stückeln.

Die halbe Tomate klein würfeln, die Korianderblätter vom Stiel zupfen und fein hacken.

Jetzt noch die Avocado teilen, den Kern herauslösen und das Fruchtfleisch mit Hilfe einer Gabel zerquetschen. Anschließend sämtliche Zutaten zu der Avocado-Masse geben und alles gut vermengen.

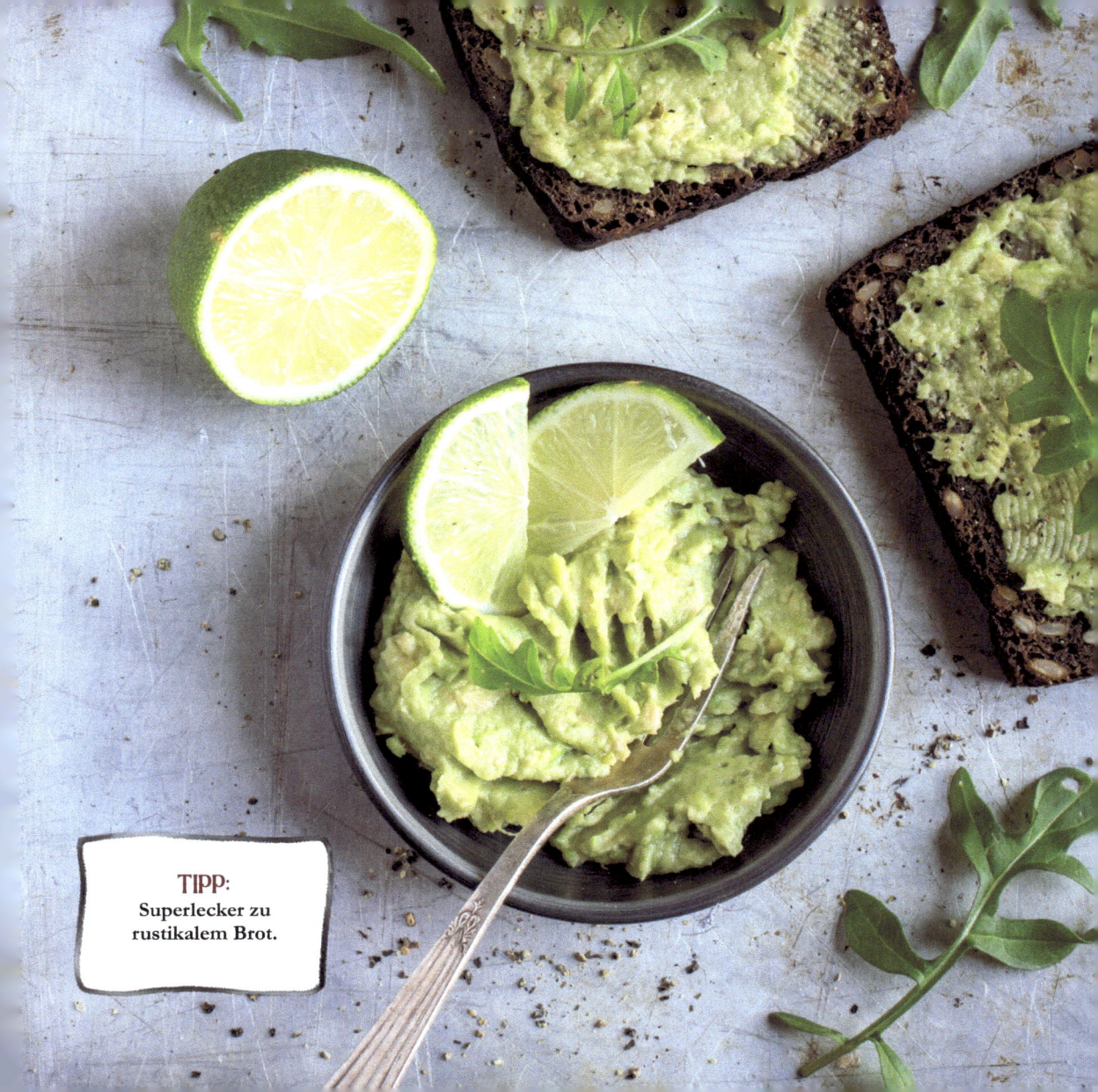

TIPP:
Superlecker zu
rustikalem Brot.

KICHERERBSEN-FRISCHKÄSE-DIP

Nährwerte pro Portion: 350 kcal, 31 g Kohlenhydrate, 18 g Fett, 13 g Eiweiß

Zubereitungszeit: ca. 30 Minuten, Schwierigkeitsgrad: einfach

Zutaten für 2 Portionen:

1 EL Olivenöl	2 Knoblauchzehen
½ Dose Kichererbsen	½ Bund Koriander
1 TL Tahini (Sesampaste)	Pfeffer
1 EL Frischkäse	Salz
Saft von ½ Zitrone	

ZUBEREITUNG:

Die Knoblauchzehen schälen und hacken. Dann den Saft aus einer halben Zitrone pressen.

Den Zitronensaft, die Knoblauchstücke, die Kichererbsen, das Olivenöl, die Korianderblätter (ohne Stiele), die Sesampaste sowie den Frischkäse in einen Mixer geben. Das Ganze mit Pfeffer sowie Salz würzen und alles gründlich durchmixen.

MANGO-CHILI-DIP

Nährwerte pro Portion: 55 kcal, 7 g Kohlenhydrate, 1 g Fett, 2 g Eiweiß

Zubereitungszeit: ca. 30 Minuten, Schwierigkeitsgrad: einfach

Zutaten für 2 Portionen:

1 Mango	2 EL Apfelessig
1 Chilischote, rot	Pfeffer
1 Zwiebel, rot	Salz
1 EL Limettensaft	

ZUBEREITUNG:

Die Zwiebel und die Chilischote fein hacken. Die Mango vom Kern befreien, die Schale entfernen und in Würfel schneiden.

Dann die Mangostücke mit Chili, der gehackten Zwiebel, dem Limettensaft sowie dem Apfelessig in den Mixer füllen. Alles mit Pfeffer sowie Salz würzen und ordentlich durchmixen.

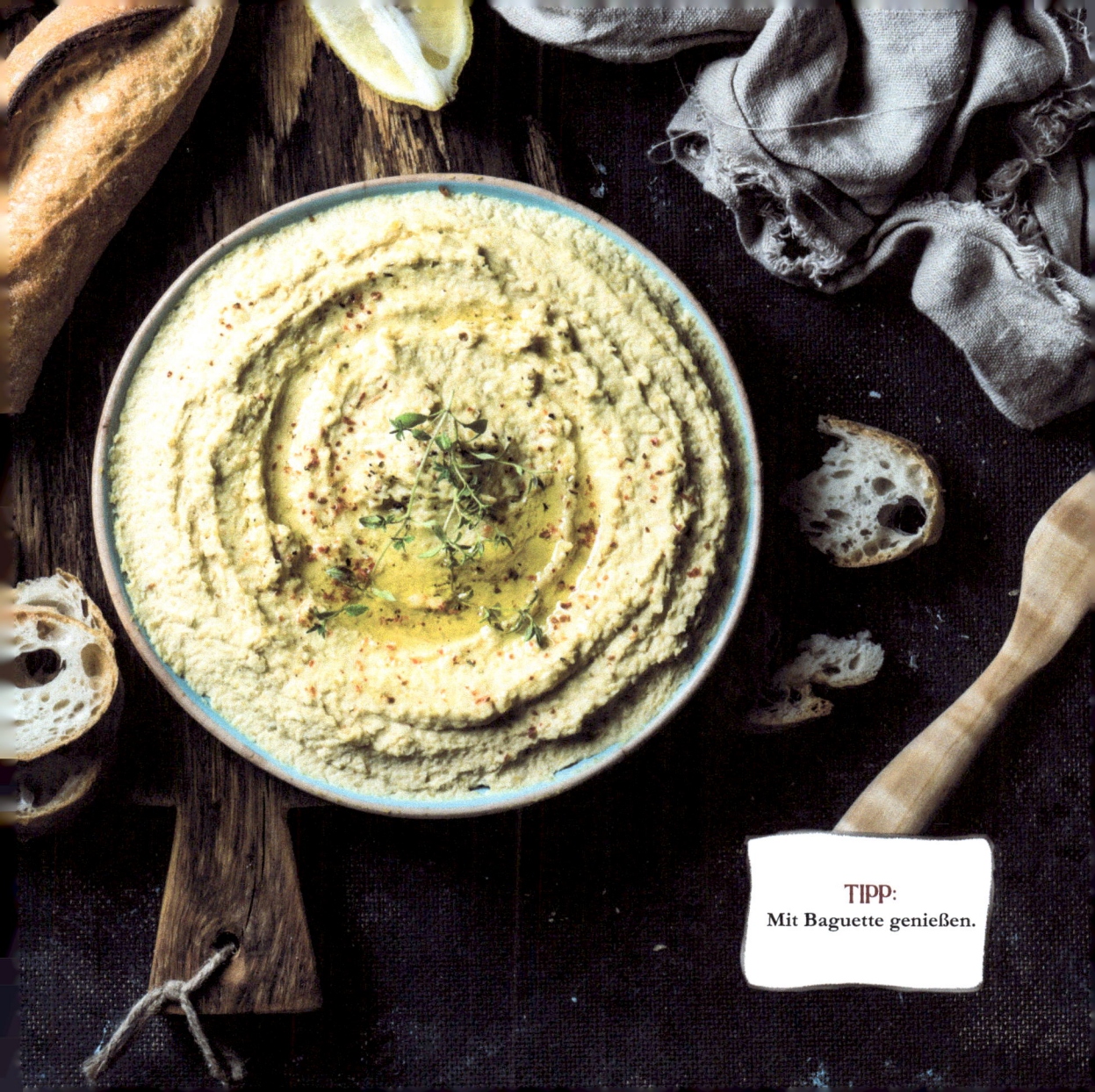

TIPP:
Mit Baguette genießen.

TOMATEN-FRISCHKÄSE-DIP

Nährwerte pro Portion: 101 kcal, 9 g Kohlenhydrate, 5 g Fett, 2 g Eiweiß

Zubereitungszeit: ca. 30 Minuten, Schwierigkeitsgrad: einfach

Zutaten für 2 Portionen:

6 Basilikumblätter
1 Tomate, geschält
1 EL Frischkäse
1 TL Tomatenmark

1 Prise Zucker
1 Knoblauchzehe
Cayennepfeffer
Salz

ZUBEREITUNG:

Die Knoblauchzehe schälen und dann fein hacken. Diese dann mit den Basilikumblättern, dem Frischkäse, dem Tomatenmark sowie der geschälten Tomate in einen Mixer geben und ordentlich pürieren. Zu guter Letzt alles mit Salz und Cayennepfeffer verfeinern.

ZITRONIGE MAYONNAISE

Nährwerte pro Portion: 460 kcal, 4 g Kohlenhydrate, 48 g Fett, 2 g Eiweiß

Zubereitungszeit: ca. 30 Minuten, Schwierigkeitsgrad: einfach

Zutaten für 2 Portionen:

100 ml Pflanzenöl
1 Eigelb
½ TL Senf
1 Knoblauchzehe

etwas Essig
Saft von ½ Zitrone
Pfeffer
Salz

ZUBEREITUNG:

Die Knoblauchzehe schälen und durch eine Knoblauchpresse drücken. Anschließend den Knoblauch mit dem Senf, mittels eines Stabmixers, schaumig verrühren.
Jetzt schluckweise das Pflanzenöl zugießen und dabei stetig weiter den Rührstab benutzen. Das Ganze dann mit einem Spritzer Essig, dem Saft der halben Zitrone sowie Pfeffer und Salz geschmacklich verfeinern.

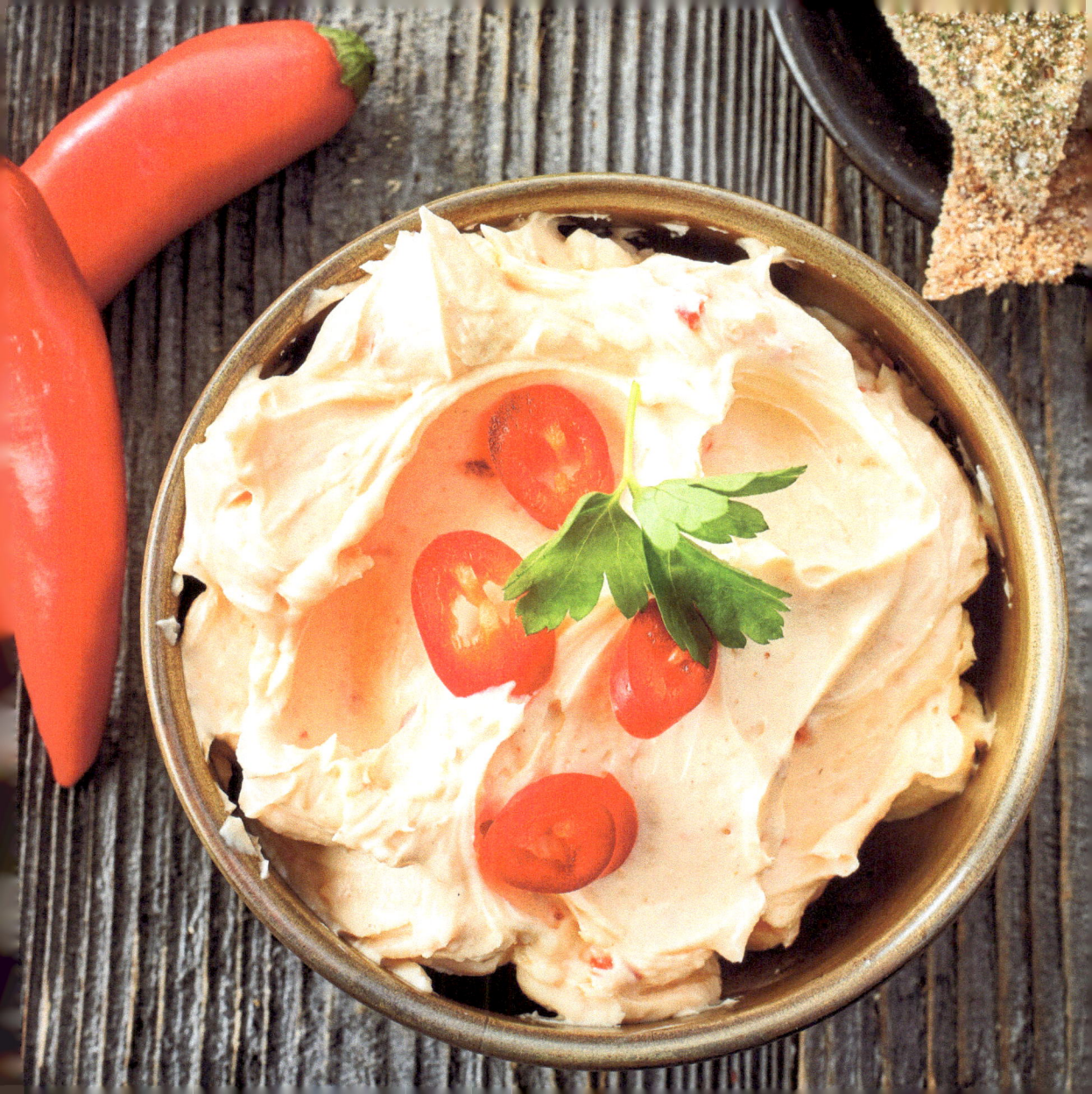

DATTEL-KOKOSNUSS-SOßE

Nährwerte pro Portion: 250 kcal, 30 g Kohlenhydrate, 13 g Fett, 2 g Eiweiß

Zubereitungszeit: ca. 30 Minuten, Schwierigkeitsgrad: einfach

Zutaten für 2 Portionen:

4 Datteln, getrocknet	1 Chilischote
1 EL Koriander	½ TL Himalaya-Salz, schwarz
50 ml Kokosmilch	1 TL Limettensaft
1 Stück Ingwer (ca. 1 cm groß)	

ZUBEREITUNG:

Die getrockneten Datteln zerkleinern und mit der Kokosmilch, dem zuvor gehackten Koriander, dem Ingwerstück, der Chilischote ohne Kerne, dem Limettensaft sowie dem Himalaya-Salz in den Standmixer geben.
Das Ganze so lange durchmixen, bis eine cremige Konsistenz entsteht.

KRÄUTER-KNOBLAUCH-BUTTER

Nährwerte pro Portion: 857 kcal, 13 g Kohlenhydrate, 85 g Fett, 8 g Eiweiß

Zubereitungszeit: ca. 20 Minuten, Schwierigkeitsgrad: einfach, Ruhezeit: 1 Stunde

Zutaten für 2 Portionen:

1 Knoblauchzehe	1 EL Petersilie, gehackt
100 g Butter, weich	etwas Zitronenabrieb
1 EL Koriander	1 Spritzer Zitronensaft
2 EL Knoblauch, geröstet	Pfeffer
1 Messerspitze Ingwer, gerieben	Salz

ZUBEREITUNG:

Die Petersilie, den Koriander sowie den Knoblauch fein hacken. Den Ingwer hingegen schälen und dann mit einer Reibe raspeln. Jetzt noch etwas Zitronenschale abreiben und das Ganze mit allen anderen Zutaten vermischen.
Die Kräuter-Knoblauch-Butter anschließend in Backpapier rollen und für eine gute Stunde in den Kühlschrank stellen.

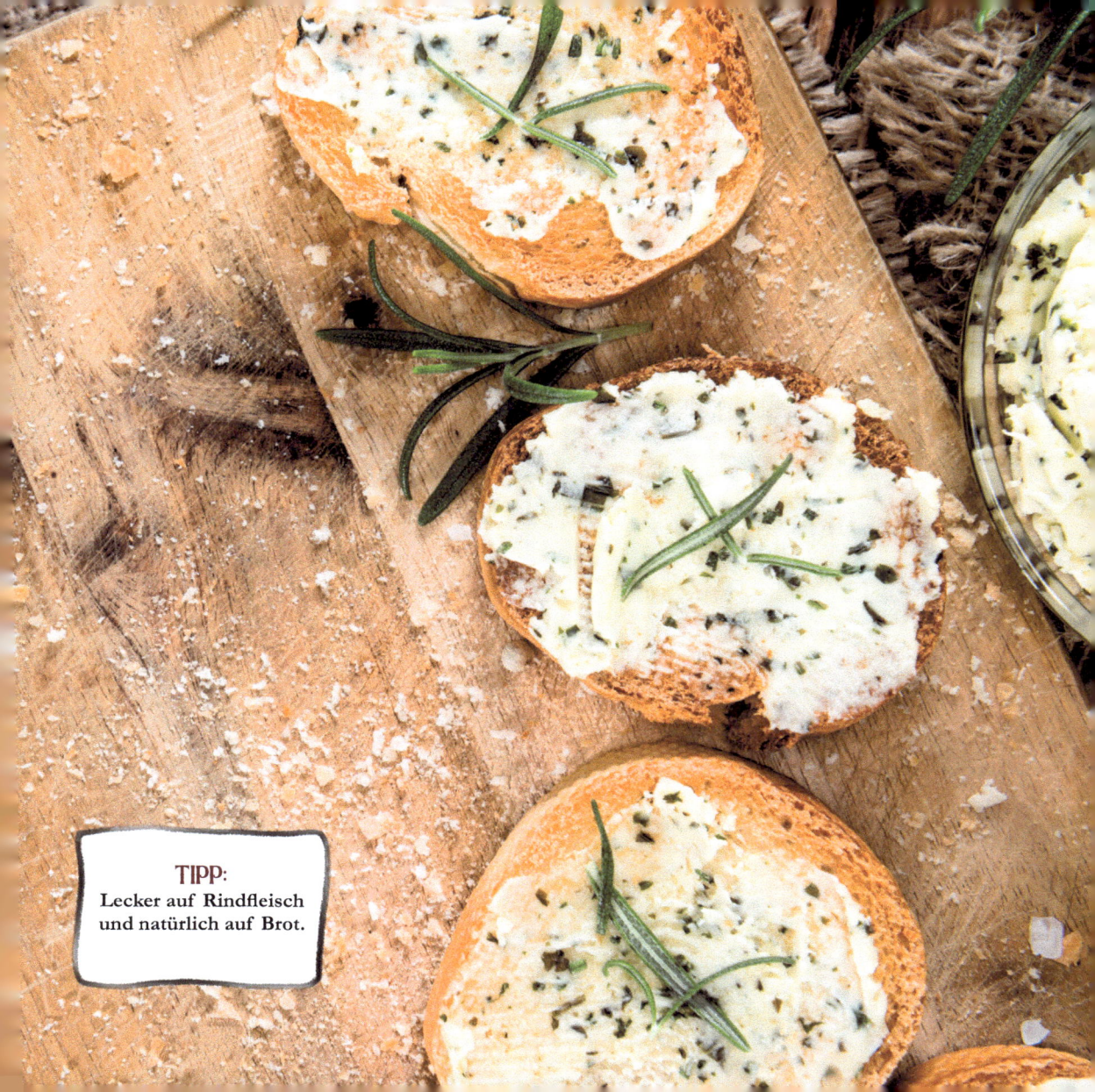

PIKANTE ORANGEN-KAKAO-SOßE

Nährwerte pro Portion: 264 kcal, 18 g Kohlenhydrate, 17 g Fett, 9 g Eiweiß

Zubereitungszeit: ca. 15 Minuten, Schwierigkeitsgrad: simpel

Zutaten für 2 Portionen:

1 EL Chiliöl	100 g Kichererbsen aus der Dose
2 Chilischoten, rot	1 EL Orangensaft
2 EL Kakao	1 EL Kresse
2 EL Schmand	Pfeffer

ZUBEREITUNG:

Die Kichererbsen zum Abtropfen in ein Sieb geben. Anschließend mit dem Kakao sowie dem Schmand fein pürieren. Die Chilischoten von ihren Kernen befreien und den Rest fein hacken. Diese jetzt mit der Kresse wie auch dem Orangensaft zur Kakao-Masse geben. Das Ganze erneut mischen und dann mit Pfeffer, Chiliöl sowie Salz geschmacklich verfeinern.

SPARGELSOßE

Nährwerte pro Portion: 104 kcal, 0 g Kohlenhydrate, 0 g Fett, 2 g Eiweiß

Zubereitungszeit: ca. 15 Minuten, Schwierigkeitsgrad: einfach

Zutaten für 2 Portionen:

1 Stange Spargel, weiß	1 Tomate
1 EL Kräuteröl	1 EL Schnittlauchringe
1 Prise Zucker	1 EL Himbeeressig
½ Zwiebel, rot	Pfeffer
1 EL Zitronenmelisse, gehackt	Salz

ZUBEREITUNG:

Den Spargel säubern und in ganz feine Stücke schneiden. Dann die halbe Zwiebel ohne Schale würfeln. Jetzt noch die Zitronenmelisse fein hacken und den Schnittlauch in Ringe zerteilen.
Die Tomate in Würfel schneiden. Anschließend die Tomaten- und Zwiebelwürfel mit den Kräutern und dem Spargel mischen. Das Ganze dann nur noch mit dem Himbeeressig, dem Kräuteröl, dem Zucker, Pfeffer und Salz verfeinern.

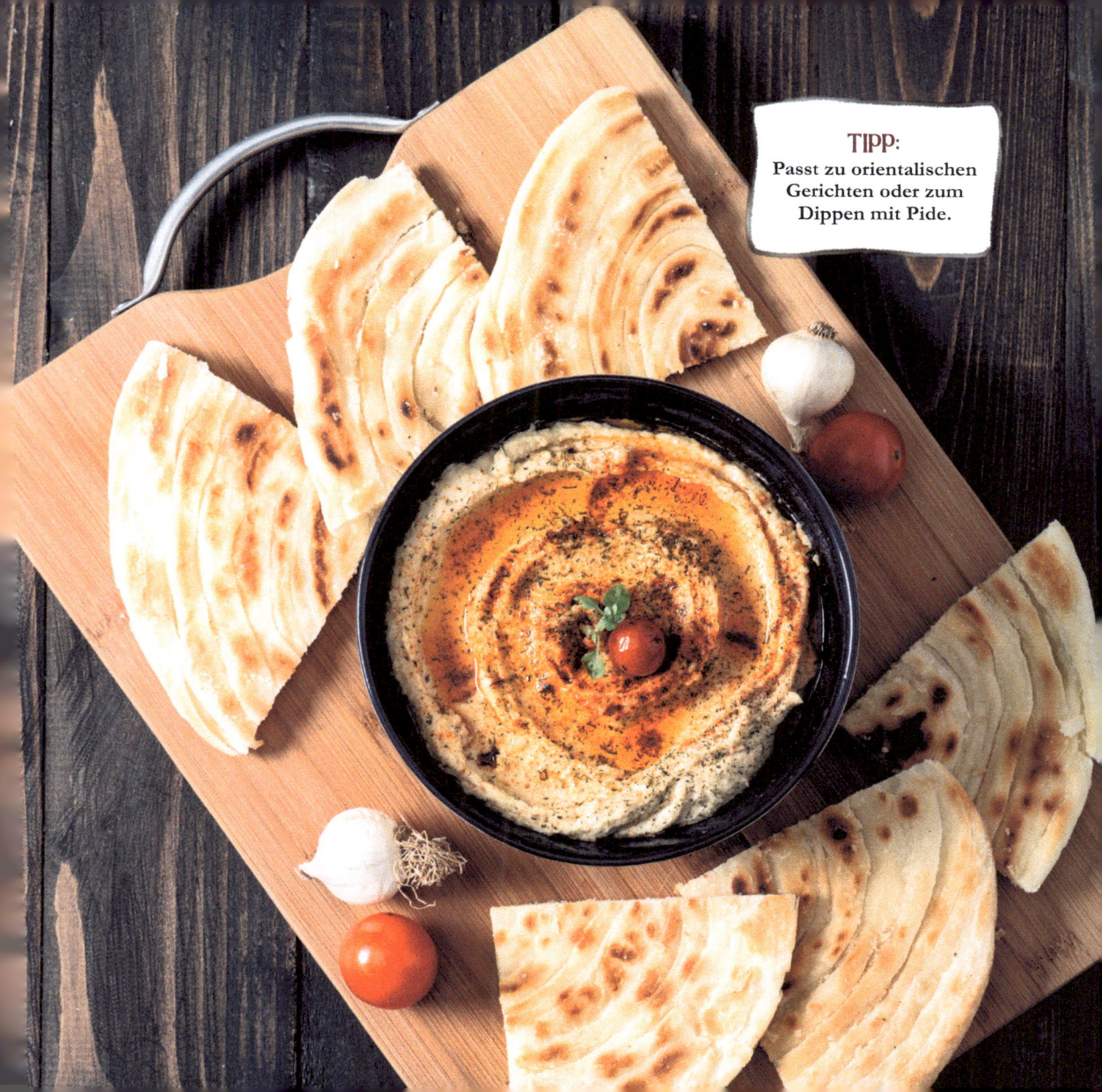

TIPP:
Passt zu orientalischen
Gerichten oder zum
Dippen mit Pide.

SELBSTGEMACHTER HUMMUS

Nährwerte pro Portion: 358 kcal, 31 g Kohlenhydrate, 19 g Fett, 14 g Eiweiß

Zubereitungszeit: ca. 15 Minuten, Schwierigkeitsgrad: simpel

Zutaten für 2 Portionen:

2 Knoblauchzehen
1 TL Tahini (Sesampaste)
1 EL Frischkäse
½ Dose Kichererbsen
1 EL Olivenöl

½ Bund Koriander
Saft von ½ Zitrone
Pfeffer
Salz

ZUBEREITUNG:

Die Kichererbsen aus der Dose abtropfen lassen und dann mit der Sesampaste, dem Zitronensaft, dem Olivenöl, dem Frischkäse, dem zuvor gehackten Knoblauch in einen Standmixer füllen.
Das Ganze ausgiebig durchmixen und zu guter Letzt noch mit Pfeffer sowie Salz verfeinern.

GRÜNE KRÄUTERSOSSE

Nährwerte pro Portion: 177 kcal, 4 g Kohlenhydrate, 14 g Fett, 8 g Eiweiß

Zubereitungszeit: ca. 15 Minuten, Schwierigkeitsgrad: simpel

Zutaten für 2 Portionen:

1 gekochtes Ei
1 Knoblauchzehe
1 EL Sauerampfer, gehackt
1 EL Zitronensaft

1 TL Dill, gehackt
1 TL Kerbel, gehackt
1 TL Petersilie, gehackt
2 EL Mascarpone

ZUBEREITUNG:

Alle Kräuter, wenn erforderlich, von ihren Stielen zupfen und dann klein hacken. Die Knoblauchzehe pressen.
Jetzt sämtliche Zutaten, abgesehen von dem gekochten Ei, mit der Mascarpone verrühren. Zu guter Letzt das gekochte Ei in kleine Stücke schneiden und diese ebenfalls unter den Mascarpone-Mix heben.

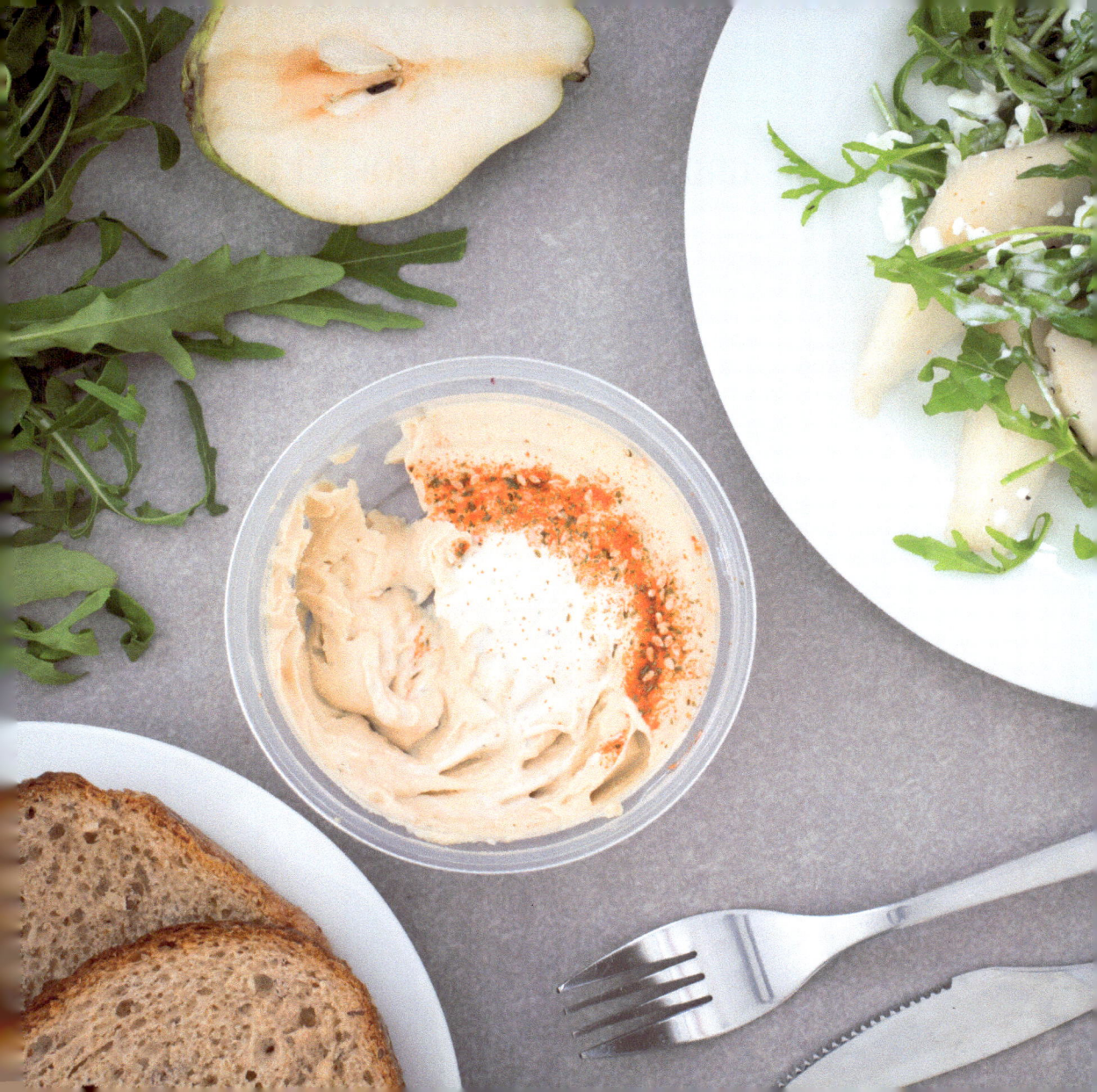

DIE GRILLSAISON IST ERÖFFNET

Was gibt es gemütlicheres und geselligeres als einen Tag mit Freunden und Familie bei einer leckeren Grillsession ausklingen zu lassen? Richtig, kaum etwas, denn gutes Essen und gute Menschen passen nun einmal perfekt zusammen. Zumal ein solches Zusammentreffen auch immer eine Gelegenheit ist, sein Können am Grill unter Beweis zu stellen. Ohnehin lernt man in Sachen Grillen nie aus und so können auch Sie jede Grillsaison aufs Neue Ihr Wissen aufpolieren. Schließlich gibt es am Grill jede Menge zu lernen, sodass Sie in Zukunft nicht nur Ihre Gäste beeindrucken, sondern Ihre Grillparty zu einem echten Erlebnis werden lassen können.

Schließlich haben bereits unsere Vorfahren ihr Fleisch über einer offenen Feuerstelle zubereitet und mit dieser Art der Nahrungszubereitung quasi den Grundstein für das heutige Grillen gelegt. In den letzten knapp 1,8 Millionen Jahren hat sich zwar so manches verändert, aber es ist immer noch so, dass der Mensch es liebt, an einem schönen, warmen Feuer zu stehen und sein Fleisch, Gemüse und Ähnliches zu grillen.

Daran wird sich höchstwahrscheinlich auch in den nächsten Jahrhunderten nicht viel ändern. Ob Sie lieber auf einem Gasgrill oder Holzkohlegrill Ihr Essen zubereiten, spielt dabei eher eine unbedeutende Rolle, denn beide bringen Vor- wie auch Nachteile mit, ändern aber nichts am geselligen Miteinander.

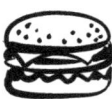

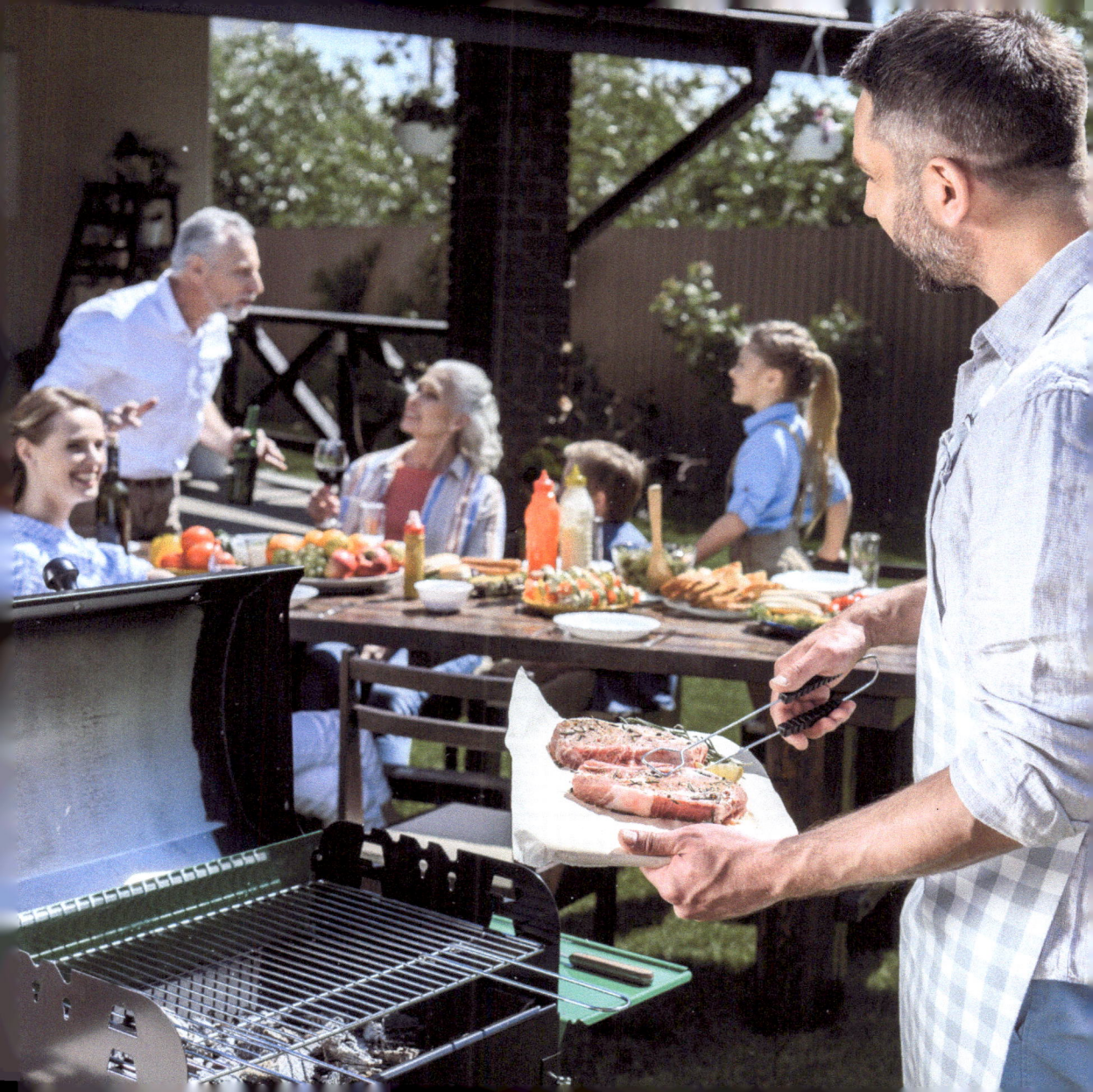

QUELLENVERZEICHNIS

https://www.gardelino.de/grill-kaufen-ratgeber
https://www.brigitte.de/rezepte/richtig-grillen-die-wichtigsten-tipps-11212922.html
https://www.menthhealth.de/gesunde-ernaehrung/so-werden-sie-zum-profi-am-grill/
Gas Grill Kochbuch XXL: Die 250 besten Rezepte für jeden Anlass. Saftiges Grillen, rauchfrei, einfach & lecker (Meister Griller)
Gas Grill Kochbuch für Anfänger: 155 Rezepte: Fleisch, Fisch, Gemüse, Marinaden, Saucen und Salate – Mit Ratgeber (Barbecue Grill House Experts)